Dʳ E. TOMPOFOLSKY

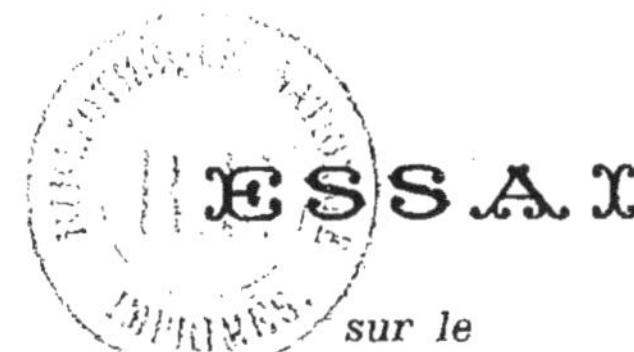

ESSAI

sur le

Rhumatisme Tuberculeux

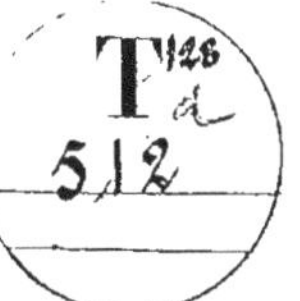

MONTPELLIER

G. FIRMIN, MONTANE ET SICARDI

ESSAI

SUR LE

RHUMATISME TUBERCULEUX

PAR

Mlle E. TOMPOFOLSKY

DOCTEUR EN MÉDECINE

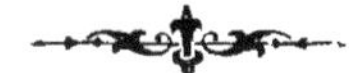

MONTPELLIER

IMPRIMERIE Gustave FIRMIN, MONTANE et SICARDI

Rue Ferdinand-Fabre et Quai du Verdanson

1908

PERSONNEL DE LA FACULTÉ

MM. MAIRET (✻) . . . . Doyen
FORGUE . . . . Assesseur

Professeurs

Clinique médicale . . . . MM. GRASSET (✻).
Clinique chirurgicale . . . . TEDENAT.
Clinique obstétric. et gynécol . . . . GRYNFELTT.
     — — ch. du cours, M. PUECH .
Thérapeutique et matière médicale. . . . HAMELIN (✻).
Clinique médicale . . . . CARRIEU.
Clinique des maladies mentales et nerv. MAIRET (✻).
Physique médicale. . . . . IMBERT
Botanique et hist. nat. méd. . . . . GRANEL.
Clinique chirurgicale. . . . . FORGUE.
Clinique ophtalmologique. . . . . TRUC.
Chimie médicale et Pharmacie . . . . . . VILLE.
Physiologie. . . . . HEDON.
Histologie . . . . VIALLETON.
Pathologie interne. . . . . DUCAMP.
Anatomie. . . . . GILIS.
Opérations et appareils . . . . ESTOR.
Microbiologie . . . . RODET.
Médecine légale et toxicologie . . . . . . SARDA.
Clinique des maladies des enfants . . . . BAUMEL.
Anatomie pathologique. . . . . BOSC
Hygiène. . . . . BERTIN-SANS.

Doyen honoraire : M. VIALLETON.

Professeurs honoraires :
MM. JAUMES, PAULET (O. ✻), E. BERTIN-SANS (✻)

Chargés de Cours complémentaires

Accouchements. . . . . MM. PUECH, agrégé.
Clinique ann. des mal. syphil. et cutanées BROUSSE, agrégé.
Clinique annexe des mal. des vieillards. . VEDEL, agrégé.
Pathologie externe. . . . . IMBERT L., agrégé.
Pathologie générale . . . . RAYMOND, agrégé.

Agrégés en exercice

MM. BROUSSE	MM. VALLOIS	MM. IMBERT
RAUZIER	MOURET	VEDEL
MOITESSIER	GALAVIELLE	JEANBRAU
DE ROUVILLE	RAYMOND	POUJOL
PUECH	VIRES	

M. H. GOT, *secrétaire.*

Examinateurs de la Thèse

MM. ESTOR, *président.*	MM. RAUZIER, *agrégé.*
BOSC, *professeur.*	VEDEL, *agrégé.*

PRÉFACE

Avant de quitter cette Faculté, nous tenons à remercier tous les Maîtres dont nous avons suivi les leçons.

M. le professeur Estor, dont l'enseignement nous avait été déjà si profitable, a bien voulu nous faire l'honneur d'accepter la présidence de notre thèse. Qu'il reçoive ici le témoignage de notre reconnaissance.

M. le professeur Bosc nous a donné des notions précises d'anatomie pathologique et nous a fait aimer cette science. Il a droit à toute notre gratitude.

Nous avons suivi pendant longtemps les enseignements cliniques de M. le professeur-agrégé Rauzier : c'est à son école que nous avons appris les méthodes d'investigation qui facilitent le diagnostic ; nous n'oublierons jamais ses utiles et aimables conseils.

C'est dans le service de M. le professeur-agrégé Vedel que nous avons recueilli l'observation qui a été le point de départ de notre travail. Grâce à ce Maître bienveillant, nous avons pu réunir en faisceau les données du labora-

IV

toire et celles de la clinique et compléter nos recherches bibliographiques. Nous l'en remercions vivement.

Enfin, M. le docteur Ardin-Delteil, chef de clinique médicale à la Faculté, a bien voulu nous aplanir les difficultés de l'auscultation. Sa bienveillance à notre égard a été constante ; aussi nous tenons à lui témoigner ici notre reconnaissance.

ESSAI

SUR LE

RHUMATISME TUBERCULEUX

AVANT-PROPOS

On a désigné pendant longtemps sous le nom de rhumatisme les affections articulaires survenant en apparence spontanément.

Dans ce grand groupe, on ne distinguait que le rhumatisme aigu et le rhumatisme chronique et on les différenciait assez nettement par leurs caractères cliniques ; le rhumatisme subaigu leur servait pourtant de lien commun.

Peu à peu, cependant, ce groupe a été démembré.

A côté du rhumatisme articulaire aigu franc, que les idées nouvelles considèrent comme une maladie générale, toxique ou même infectieuse, se localisant de préférence sur les articulations et l'appareil cardiaque, et évoluant chez des sujets de souche arthritique, les travaux de Bouchard et de ses élèves ont fait une place importante aux pseudo-rhumatismes infectieux.

En 1881, le professeur Bouchard s'exprimait ainsi :

« Toutes les maladies infectieuses peuvent présenter, parmi leurs manifestations contingentes, des déterminations articulaires distinctes du vrai rhumatisme et relevant de l'infection générale de l'économie. »

Depuis, l'observation clinique, l'expérimentation et la bactériologie n'ont fait qu'appuyer et contrôler cette vérité.

On a vu des maladies générales infectieuses, à microbe connu (spécifique ou non) et à microbe inconnu, déterminer des arthropathies simulant plus ou moins, par leurs caractères cliniques, le rhumatisme articulaire franc.

On a ainsi décrit, pour ne citer que les principaux, les pseudo-rhumatismes de la blennorragie, de l'érysipèle, de la pneumonie, de la scarlatine, de la fièvre typhoïde, de la diphtérie et de la dysenterie.

Ces pseudo-rhumatismes, qui peuvent, du reste, affecter plusieurs formes, se distinguent en général assez bien du rhumatisme articulaire franc par un certain nombre de caractères : oligoarticulaires, tendant à se fixer, pour la détruire ou l'ankyloser souvent, sur une articulation, résistants aux salicylates, ces pseudo-rhumatismes méritent bien leur nom et laissent à part, au point de vue de l'allure clinique, le rhumatisme articulaire franc.

Parmi ces infections générales, pouvant déterminer des lésions articulaires d'apparence rhumatismale, la tuberculose ne fut pas d'abord rangée.

On connaissait bien les localisations banales, trop fréquentes, hélas ! du bacille de Koch au niveau des articulations : nous voulons parler des tumeurs blanches.

Mais ces tumeurs blanches avaient une allure bien déterminée, et on n'avait jamais songé à les confondre avec le rhumatisme vrai.

Depuis l'année 1900, les travaux et les communications de Ponçet et de ses élèves ont signalé et vulgarisé les déterminations articulaires d'apparence rhumatismale, dues à l'infection tuberculeuse.

Si nous cherchons à résumer l'histoire du rhumatisme tuberculeux, nous voyons, en février 1900, le Professeur Poncet (1), de Lyon, soit dans ses leçons cliniques, soit dans ses communications à la Société nationale de Médecine de Lyon, insister sur certaines arthropathies que l'on aurait pu prendre au début pour des manifestations rhumatismales et qui, par leur évolution clinique ultérieure, par leur transformation en tumeur blanche et par les autres stigmates de tuberculose, constatés chez le même sujet, devaient être imputées à l'affection tuberculeuse.

Des autopsies, des inoculations positives ont, du reste, apporté dans quelques cas au diagnostic une confirmation péremptoire.

Poncet ajoutait qu'il avait déjà attiré l'attention sur une localisation articulaire de la tuberculose imitant le rhumatisme chronique, et qu'il avait appelée la polyarthrite tuberculeuse déformante (2).

Il citait, en même temps, les travaux du professeur Weill (3) qui, en 1893, avait décrit, parmi les troubles nerveux chez les tuberculeux, les douleurs osseuses et tendineuses que présentent souvent ces malades.

Lorsque Poncet vint communiquer le résultat de ses travaux et de ses recherches à l'Académie de médecine, le 23 juil-

---

(1) Compte rendu de la Soc. nat. de méd. de Lyon. *Lyon Médical*, 1900, pp. 91, 228, 271, 302, 384 et 407.

(2) Bérard et Destot, Congrès de Chirurgie, 1897.

(3) Troubles nerveux chez les tuberculeux. *Revue de Médecine*, 1893, Weill.

let 1901, Laveran prit la parole pour réclamer la priorité en cette matière de rhumatisme tuberculeux.

« Dès 1876, j'ai publié, dit-il, une observation de tuberculose aiguë des synoviales, dans laquelle les manifestations articulaires de la tuberculose avaient absolument simulé celles du rhumatisme aigu. »

Mais cette question de priorité ne nous semble pas très importante ; c'est la synthèse et la vulgarisation qui créent une doctrine nouvelle et Poncet a véritablement créé le rhumatisme tuberculeux.

Du reste, Laveran n'est pas le premier en date.

En faisant des recherches bibliographiques, nous avons trouvé une thèse de Paris, soutenue par Powell, en 1874, intitulée : « Essai sur le pseudo-rhumatisme articulaire dans le cours de la diathèse tuberculeuse » et dont il nous paraît intéressant de citer au moins quelques passages et les conclusions :

« Nous nous sommes proposé d'étudier, dans cette thèse, les affections articulaires à forme rhumatismale, survenant chez les tuberculeux.

» En parcourant les auteurs classiques ou les principales monographies qui ont trait à la tuberculose, nous n'avons rien trouvé qui se rapportât à notre sujet.

» Sur ce point, le silence est complet. Les rapports de la phtisie et du rhumatisme articulaire, il est vrai, ont été bien décrits ; mais, entre la simple coïncidence d'un rhumatisme et de la phtisie, et de l'affection que nous voulons signaler, il y a une grande différence ; et nous n'avons vu nulle part encore que certaines affections articulaires des phtisiques n'étant ni des névralgies, puisqu'il y a des lésions anatomiques, ni de véritables arthrites tuberculeuses, puisque les tissus malades ne présentaient aucune trace de tubercule, aient été considérés autrement que comme de simples rhumatismes.

» C'est en 1860, que M. le professeur Gubler songea à la possibilité d'une série de lésions séreuses en rapport avec la diathèse tuberculeuse, non seulement quand celle-ci est confirmée, mais même avant l'apparition bien déterminée des symptômes pulmonaires. »

Conclusions. — 1o Dans le cours de la phtisie pulmonaire confirmée, ou avant ses premières manifestations habituelles, on peut observer des accidents articulaires à forme rhumatismale.

2° Ces accidents peuvent avoir une marche aiguë ou chronique.

Cette dernière forme semble être la plus fréquente.

3° Ils sont caractérisés anatomiquement par des lésions plus ou moins avancées de la synoviale ou des tissus périarticulaires, lésions d'ordre inflammatoire, analogues à celles du rhumatisme. L'absence de tubercules les différencie de l'arthrite tuberculeuse proprement dite.

4° Ces accidents rhumatoïdes ou pseudo-rhumatismaux ont pour siège une ou plusieurs articulations. Il est probable qu'ils peuvent occuper les gaines tendineuses comme le vrai rhumatisme.

5° Ils s'accompagnent ordinairement de complications cardiaques caractérisées par des lésions tuberculeuses ou non des enveloppes et des valvules du cœur.

6° Le pseudo-rhumatisme se développe sous l'influence de la diathèse tuberculeuse sans l'intervention d'aucune cause occasionnelle apparente.

7° Lorsqu'il se montre avant les symptômes pulmonaires, il a une valeur séméiologique importante, et, lors même que le diagnostic serait difficile à établir, l'attention doit toujours être éveillée sur l'apparition possible, plus ou moins éloignée, de la tuberculose.

8° Le pronostic est principalement subordonné à celui de la maladie générale, dont le pseudo-rhumatisme n'est qu'une manifestation. Il est d'autant plus grave qu'il s'accompagne d'une affection cardiaque plus prononcée.

9° Le traitement général est celui de la tuberculose, sauf dans les cas à forme franchement aiguë et qui réclament l'emploi des moyens sédatifs, antiphlogistiques ; le traitement local ne présente aucune indication qui ne se retrouve à l'occasion de la thérapeutique des arthrites chroniques.

Cette thèse nous paraît donc importante et digne d'être citée dans un historique de la question.

Elle a eu pour point de depart une observation du professeur Gubler datant déjà de 1860 et qui paraît absolument typique à tous points de vue. Cette observation, du reste, sera reproduite plus loin.

Quoi qu'il en soit, après les nombreuses publications de Poncet, nous voyons éclore une foule de travaux sur le même sujet : c'est tout d'abord le travail de Bérard et Mailland, deux élèves de Poncet, qui publient, dans la *Gazette hebdomadaire de médecine et chirurgie* du 4 novembre 1900, un essai sur le rhumatisme bacillaire.

Patel publie un travail sur le rhumatisme tuberculeux ou pseudo-rhumatisme infectieux d'origine bacillaire.

Viennent ensuite les publications de Mailland, Poncet, Besançon, Bernard, Barbier, de Brun ; les thèses de Duc,

Merson, Bourlier, Egmann, Trébeneau, Gaillard, Verdeau, Chambelléand, Cubertafon, dont nous donnons une indication plus précise à la Bibliographie.

Dans ces divers travaux, les auteurs se sont efforcés d'apporter de nouvelles preuves à l'existence du rhumatisme tuberculeux.

Cependant, la conception première s'est modifiée, ou plutôt élargie.

Au début, on décrivait un pseudo-rhumatisme infectieux avec les divers caractères que nous avons indiqués : c'était le pseudo-rhumatisme tuberculeux, dont la signature finale était généralement la tumeur blanche.

Peu à peu, on a recherché les manifestations articulaires à caractère plus franchement rhumatismal qui précèdent, à plus ou moins grande distance, les lésions tuberculeuses classiques : lésions pulmonaires ou localisations sur les séreuses.

Chemin faisant, on a décrit les manifestations articulaires douloureuses et fluxionnaires si fréquentes chez les tuberculeux avérés. Plus tard, on a signalé les réactions articulaires ayant apparu, à une certaine période de leur vie, chez des gens que l'on pouvait soupçonner de tuberculose ; enfin, Poncet, dans ses dernières publications, a fait connaître le rhumatisme tuberculeux abarticulaire.

On voit donc que le cadre des pseudo-rhumatismes infectieux a paru trop étroit pour renfermer le rhumatisme tuberculeux, et qu'on a rapproché de plus en plus ce rhumatisme tuberculeux du rhumatisme articulaire franc.

Il est devenu la polyarthrite tuberculeuse d'allures rhumatismales et il tend à déposséder en quelque manière le rhumatisme franc, car il semble que jusqu'à ce que l'on ait trouvé une pathogénie précise, ce mot rhumatisme doive simplement désigner une polyarthrite fluxionnaire et mobile, frappant généralement, dans les saisons froides et humides, les jeunes et les surmenés, s'accompagnant souvent de déterminations viscérales, le tout évoluant avec un état général de nature encore indéterminée.

De nombreuses observations, accompagnées ou non de commentaires plus ou moins ingénieux, ont été publiées dans les travaux que nous avons déjà signalés.

Nous les avons toutes passées en revue ; certaines nous paraissent typiques et irréfutables, mais d'autres ne nous satisfont point. Elles sont incomplètes ou très peu suivies et quelquefois les conclusions sont basées sur un raisonnement qui pourrait être controversé.

Il est difficile dans certains cas de reconnaître dans les manifestations articulaires la part qui revient à la tuberculose et il nous semble qu'on a trop souvent tranché la question sans la discuter, mais, comme dit le proverbe, « qui veut trop prouver ne prouve rien »; aussi nous nous proposons dans le cours de cette étude de montrer pour chacune des formes du rhumatisme tuberculeux des observations, qui, mises en regard, produiront un contraste frappant.

Les observations nouvelles que nous apportons ont été soigneusement recueillies ; elles n'en seront pas moins discutées dans leurs points principaux.

Chemin faisant, nous indiquerons les problèmes qui nous ont préoccupé, les points obscurs de la question : nous voulons parler de l'antagonisme du rhumatisme et de la tuberculose, de l'action du salicylate de soude, de la coexistence chez un même sujet de l'infection tuberculeuse et d'une autre infection pouvant donner des manifestations articulaires.

Ces problèmes délicats, bien entendu, nous n'avons pas

la prétention de les résoudre complètement ; nous laissons ce soin à d'autres plus compétents, mais nous nous efforcerons, dans les cas qui nous concernent, d'indiquer comment on peut envisager leur solution.

Pour faciliter la lecture de notre travail, nous devons en indiquer plus nettement les principales divisions.

Dans une première partie, nous essaierons de faire un tableau d'ensemble du rhumatisme tuberculeux, nous montrerons ses diverses variétés et nous citerons des exemples.

Dans une deuxième partie, nous rapporterons l'observation qui a été le point de départ de notre travail et nous la commenterons ; nous en ferons de même pour les deux autres observations inédites que nous devons à l'obligeance de nos maîtres. Dans ces commentaires, nous soulignerons les points qui nous paraissent intéressants dans cette histoire du rhumatisme tuberculeux, qui n'est pas encore complètement achevée.

PREMIERE PARTIE

TABLEAU D'ENSEMBLE DU RHUMATISME TUBERCULEUX

Ce tableau d'ensemble est plutôt un essai de classification, un mode de groupement des observations que nous avons colligées.

Nous nous garderons bien de les reproduire toutes, elles sont trop nombreuses ; nous nous contenterons d'indiquer, à propos de chacun de nos types, quelques cas qui nous paraissent indiscutables et d'autres qui sont sujets à caution.

Ceci dit, nous pourrions admettre un rhumatisme aigu ou subaigu et un rhumatisme chronique ; mais nous préférons étudier les manifestations articulaires tuberculeuses d'apparence rhumatismale dans leurs rapports avec les autres manifestations tuberculeuses qui les ont précédées, accompagnées ou suivies.

Nous pouvons les diviser de cette façon en plusieurs catégories et nous avons ainsi les quatre types suivants :

1er Type. — Manifestations rhumatoïdes chez des tuberculeux avérés.

2me Type. — Pseudo-rhumatisme tuberculeux avec signature anatomique ultérieure (tumeur blanche).

3me *Type*. — Manifestations articulaires d'apparence rhumatismale précédant à plus ou moins grande distance une tuberculose incontestable, généralisée, pulmonaire ou séreuse.

4me *Type*. — Manifestations articulaires d'apparence rhumatismale précédant une lésion peu intense et dont la nature tuberculeuse peut être contestée, ou évoluant en même temps que des symptômes peu nets de bacillose.

PREMIER TYPE

Manifestations rhumatoïdes chez des tuberculeux avérés

Ce sont là de simples épisodes dans le cours de l'histoire des tuberculeux.

Souvent le médecin entend ses malades bacillaires se plaindre de souffrir plus ou moins de leurs articulations.

Parfois c'est simplement de la douleur [Weill] (1), parfois cette douleur s'accompagne de gonflement et de rougeur.

On donne des calmants à l'intérieur et à l'extérieur, on immobilise dans un pansement ouaté les jointures atteintes ; ces phénomènes s'amendent ou se prolongent avec une intensité variable suivant les cas.

C'est la forme banale du rhumatisme tuberculeux ; en voici quelques exemples :

OBSERVATION PREMIÈRE

(Jolly. *Gazette hebdomadaire de médecine et de chirurgie*, 4 novembre 1900.)

Patrice N..., étudiant ecclésiastique, ne présentant aucun antécédent héréditaire, entre à l'hôpital au mois de novembre 1899 pour une pleurésie gauche avec épanchement.

Depuis plusieurs mois il toussait et avait considérablement maigri ; son appétit et ses forces avaient sensiblement diminué.

Après un mois et demi de séjour à l'hôpital, le malade est envoyé dans un hospice de convalescence. Peu de temps après son arrivée, les accidents précédents reviennent avec une nouvelle intensité. Signes manifestes d'un épanchement pleural·

------

(1) Weill. — Les troubles nerveux chez les tuberculeux, *Revue de médecine*, 1893.

gauche remontant jusqu'à l'épine de l'omoplate. Au sommet du même côté, matité avec respiration soufflante surtout à l'expiration, quelques râles humides à la fin de l'inspiration ; exagération des vibrations. Au sommet droit, submatité, expiration rude, mais pas de râles.

L'état général est mauvais, l'anémie est extrême, essoufflement au moindre effort ; l'appétit a complètement disparu. Quelques sueurs profuses la nuit. Pas de température.

Un mois après son arrivée à l'hospice des convalescents, le malade se plaint de douleurs très vives localisées aux deux articulations tibio-tarsiennes, au genou droit et aux deux poignets ; le lendemain, l'épaule droite est prise à son tour. On ordonne alors le salicylate de soude à l'intérieur à la dose de 5 grammes ; cette médication est continuée 5 jours de suite sans aucun résultat, les jointures continuant à être rouges, gonflées et douloureuses.

Les signes pulmonaires sont les mêmes qu'à l'entrée, tout au moins pour les sommets ; quant à l'épanchement, il est à peu près résorbé au bout d'une huitaine de jours ; les localisations de l'épaule, des genoux et des pieds disparaissent, mais les articulations des poignets restent gonflées et douloureuses. Pas de points osseux.

Le 28 mars, le malade quitte l'hôpital ; l'état général n'est pas meilleur, la température oscille aux environs de 38°5 avec exaspération vespérale. Les lésions pulmonaires sont stationnaires. Quant aux deux poignets, ils sont toujours gonflés et très douloureux. Pas de fongosités.

Nous venons de citer un cas de ce que nous pourrions appeler : rhumatisme aigu chez un tuberculeux avéré.

Voici maintenant une observation de rhumatisme chronique.

OBSERVATION II

(Résumée)

Patel. *Revue de Chirurgie* (obs. IV) 1901

M. M..., 38 ans, tisseuse. Père mort probablement tuberculeux. En 1889, pleurésie qui dura trois mois. En 1890, premières hémoptysies. En 1894, on constate de l'amaigrissement, de la toux, une expectoration muco-purulente. Râles humides

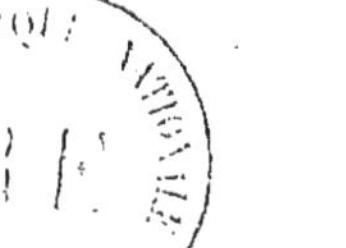

aux deux sommets, surtout à droite, avec respiration soufflante en avant et retentissement de la toux. Il y a trois semaines, le genou droit est devenu volumineux et douloureux.

Février 1896. — Hémoptysies nouvelles. Il existe des déformations très marquées aux pieds et aux mains, qui se sont produites lentement.

Le genou droit est douloureux, il commence à se déformer.

Septembre 1897. — Dans le genou droit les douleurs sont calmées, on note des craquements et un épaississement des culs-de-sac ; les muscles de la cuisse et du mollet sont atrophiés.

Aux mains, les doigts sont en flexion avec rétraction des fléchisseurs et ankylose plus ou moins complète de certaines phalanges, surtout à droite.

Aux pieds, les lésions sont moins accentuées.

Décembre 1898. — Nouvelles hémoptysies.

En 1899. — Mêmes symptômes pulmonaires.

Les déformations articulaires sont les suivantes : déviation des doigts sur le bord cubital de la main. La deuxième phalange est fléchie sur la première à angle droit ; ankylose complète pour l'index.

Aux deux genoux, l'extension complète est impossible, on perçoit des craquements. Les extrémités osseuses ne sont pas déformées.

25 mai 1899. — La malade a eu une poussée généralisée à toutes les articulations, surtout accusée aux genoux, qui a cédé au bout de huit jours.

La malade est morte le premier mai 1901.

A l'autopsie, on trouve une infiltration des deux poumons avec cavernes aux deux sommets.

On n'a pu ouvrir les articulations.

On voit dans cette observation une bacillaire bien caractérisée réaliser du côté de ces articulations, un processus lent et chronique, qui finit par donner les lésions du rhumatisme déformant. Ces lésions articulaires peuvent bien être rattachées à l'infection que présente la malade, c'est-à-dire à la tuberculose.

Voilà donc deux observations où les arthropathies peuvent

être attribuées à l'infection bacillaire, mais nous allons citer une observation où des manifestations articulaires, évoluant chez un tuberculeux avéré, peuvent être rattachées à une infection intercurrente.

Observation III

(Résumée)

In thèse Eymann (Obs. XIV)

F. M..., 23 ans. Rougeole à 17 ans, fièvre typhoïde à 18 ans.

La même année, commencèrent à se manifester des symptômes pulmonaires : toux sèche avec oppression. Pas d'hémoptysie.

Fréquentes rechutes en hiver avec amélioration en été.

Enceinte de 7 mois, les symptômes pulmonaires se sont accentués depuis le commencement de la grossesse.

A son entrée, le 17 avril, un peu d'amaigrissement.

A la percussion : matité au sommet droit, submatité à gauche.

En arrière, matité à la base droite.

Auscultation : râles de bronchite disséminés aux deux poumons.

Expectoration purulente. Crachats nummulaires.

6 juillet. — La malade a accouché il y a dix-huit jours.

Deux ou trois jours après les couches, frissons, température assez élevée et gonflement des articulations des poignets et des épaules. Aux deux sommets en avant, râles muqueux avec sibilances aux deux temps. En arrière, quelques sibilances et ronchus sonores, mais moins abondants qu'avant l'accouchement, surtout aux bases.

16 juillet. — Râles moins nombreux. Pas de bacilles de Koch dans les crachats. Genoux très douloureux.

17 juillet. — Antipyrine ne donne pas de résultats.

5 août. — Bruit de pot fêlé dans le deuxième espace intercostal droit. Râles gargouillants. Crachats purulents.

22 août. — Les douleurs articulaires persistent. On donne du pyramidon.

Il fait cesser les douleurs pendant un jour ou deux.

27 août. — Les douleurs reprennent, puis, sous l'influence d'une pommade salicylée, elles s'atténuent.

31 septembre. — La malade ne souffre plus de ses articulations depuis environ quinze jours. Il existe cependant encore un léger gonflement et les mouvements provoqués déterminent une légère douleur.

Il nous semble que cette tuberculeuse peut bien avoir réalisé une infection puerpérale se traduisant par des frissons, de la fièvre et du gonflement douloureux des articulations : rhumatisme puerpéral.

Ce 1er type est en somme le moins intéressant ; le diagnostic ne présente pas une importance majeure et la question du pronostic est toujours facile à trancher. Les trois types suivants, en revanche, nous arrêteront plus longtemps.

DEUXIÈME TYPE

**Pseudo-rhumatisme infectieux tuberculeux avec signature
anatomique ultérieure (tumeur blanche)**

Nous trouvons ici des arthropathies analogues à celles du
rhumatisme blennorrhagique : oligoarticulaires, résistant au
salicylate et à l'antipyrine et, en fin de compte, se concentrant,
pour ainsi dire, sur une articulation pour y créer une arthrite
nettement caractérisée.

Suivant l'expression de Poncet, « les lésions articulaires
dans la tuberculose peuvent aller de A jusqu'à Z, A désignant
l'arthralgie, la simple fluxion de la synoviale, Z la tumeur
blanche avec tous les désordres qu'elle produit dans l'article. »

Ces termes traduisent bien les caractères des pseudo-rhumatismes infectieux ; aussi, la plupart des auteurs appellent-
ils rhumatisme tuberculeux type Poncet, la variété que nous
allons décrire.

Il est des cas où les manifestations articulaires, d'apparence
rhumatismale tout d'abord, ont évolué nettement de la façon
suivante : localisation sur une seule articulation et production
à ce niveau d'une tumeur blanche.

Il semble donc que, étant donné l'absence de toute autre
infection, étant donné cette preuve anatomo-pathologique,
l'arthrite tuberculeuse, les manifestations articulaires précédentes doivent être rattachées à la tuberculose.

Nous allons citer d'abord quelques observations qui paraissent indiscutables, mais, à côté, nous en reproduirons d'autres qui peuvent être contestées.

Observation IV

Observation de M. le professeur Estor. Clinique chirurgicale des enfants

Extraite de la *Pédiâtrie pratique*, du 15 mai 1903

B... Léopold, âgé de onze ans, est entré à l'hôpital le 27 juin 1898.

Nous ne trouvons rien à signaler dans ses antécédents héréditaires ; son père et sa mère sont bien portants, il a une sœur âgée de neuf ans qui est en bonne santé

Il nous raconte qu'en juin 1897, il a souffert de violentes douleurs articulaires qui l'ont forcé à garder le lit pendant quatre mois. Pendant cette maladie, presque toutes les articulations ont été successivement prises, et le médecin a porté le diagnostic de rhumatisme articulaire aigu (Rhumatisme tuberculeux primitif).

Depuis ce rhumatisme, il a été constamment gêné par une légère raideur de la hanche gauche. Le 16 février 1898, cette articulation est devenue douloureuse, et à partir de ce jour, les phénomènes douloureux se sont progressivement accrus jusqu'au moment de l'entrée à l'hôpital.

A cette époque, nous trouvons l'articulation coxo-fémorale gauche immobilisée par de la contracture musculaire, mais ne présentant bien nettement aucune des attitudes vicieuses de la coxalgie. Les douleurs spontanées sont vives et s'exagèrent par la pression exercée directement sur la jointure et par les mouvements provoqués.

Raccourcissement apparent considérable, pas de raccourcissement réel.

Les autres articulations ainsi que le système osseux n'offrent rien d'anormal ; pas de lésions viscérales.

Vu le rhumatisme grave que nous avons relevé dans les antécédents personnels du malade, nous pensons qu'il s'agit peut-être d'une arthrite rhumatismale, et à partir du 8 juillet 1898 jusqu'au 29 juillet de la même année, nous prescrivons successivement, et sans aucun succès, du salicylate de soude etde l'antipyrine.

Le 29 juillet 1898, nous portons le diagnostic de coxalgie et nous immobilisons dans un appareil plâtré la hanche malade.

Le 5 janvier 1899, on trouve sur la face externe de la cuisse gauche un abcès froid bien collecté qui est injecté à l'éther iodoformé.

Le 8 mars 1899, second abcès dans la fosse iliaque gauche qui est aussi ponctionné et injecté à l'éther iodoformé.

Juillet 1899, les deux abcès se sont fistulisés et communiquent entre eux.

État général très mauvais, fièvre hectique.

Nous nous décidons à inciser largement les clapiers et à établir un large drainage.

15 décembre 1899. — La fièvre a complètement disparu ; état général très bon; l'écoulement purulent est très peu abondant.

12 avril 1901. — Les trajets sont complètement fermés, nous permettons la marche avec des béquilles ; le raccourcissement réel est de trois centimètres.

Nous envoyons l'enfant à Balaruc, où il sera soumis à un traitement par les bains salés et les boues thermales.

8 juin 1901. — L'enfant revient de Balaruc, sa hanche va bien, mais il nous raconte que, pendant son séjour aux bains de Balaruc, il a été repris de rhumatisme avec fièvre et qu'il a beaucoup souffert de l'épaule, du coude et de la main gauche, du genou et du cou-de-pied droits (rhumatisme tuberculeux secondaire).

Nous voyons bien dans cette observation le type du pseudo-rhumatisme tuberculeux.

D'abord douleurs polyarticulaires, puis fixation du processus sur l'articulation coxo-fémorale gauche, qui finit par être le siège d'une tumeur blanche.

Ces manifestations articulaires ont résisté au salicylate et à l'antipyrine.

M. le professeur Estor désigne très heureusement les arthropathies fugaces qui précèdent l'installation de la tumeur blanche sous le nom de rhumatisme tuberculeux primitif, et celles qui reparaissent aux autres articulations pendant l'évolution de la coxo-tuberculose sous le nom de rhumatisme tuberculeux secondaire. Ce sont ces dernières manifestations rhumatoïdes évoluant chez un tuberculeux avéré (articulaire ou pulmonaire) que nous avons décrites dans notre premier type.

L'observation de **M.** le professeur Estor est excellente à deux points de vue : tout d'abord, la filiation des manifestations articulaires plaide bien en faveur de leur nature bacillaire ; d'autre part, le malade a été longuement suivi, pendant plus de deux ans.

OBSERVATION V

(Résumée)

Observation de M. le professeur Poncet. — Extraite du *Lyon Médical,* 1900.

Il s'agit d'un jeune homme de **20** ans, qui s'est présenté à **M.** Poncet avec de la fièvre et des douleurs articulaires occupant la plupart des jointures avec prédominance sur les membres inférieurs. Il guérit.

Quatre mois après, il revient avec un genou offrant tous les signes de l'ostéo-arthrite tuberculeuse (empâtements des culs-de-sac, douleur au niveau du condyle interne). Sa nature tuberculeuse est démontrée par une arthrotomie et par des inoculations.

Six mois plus tard, il meurt d'une méningite.

Pour M. Poncet, ici la tuberculose a affecté trois modalités :

1° Pseudo-rhumatisme ; 2° Ostéo-arthrite mono-articulaire ; 3° Méningite.

OBSERVATION VI

(Résumée)

M. Poncet. — *Lyon Médical,* 1900.

Jeune fille (issue de mère tuberculeuse) ayant joui d'une bonne santé jusqu'à l'âge de 18 ans. A ce moment, arthrites aiguës des deux articulations tibio-tarsiennes. Au bout de trois semaines, translation du processus aux deux genoux, où il demeure fixé. Quelques mois après, M. Poncet examine la malade et constate que son état général est mauvais, que le genou droit est atteint d'arthrite fongueuse et que le gauche présente une arthrite plutôt plastique.

Pour M. Poncet, cette jeune fille a eu d'abord un pseudo-rhumatisme tuberculeux partiel, avec fixation ultérieure sur le genou.

OBSERVATION VII

(Résumée)

Jeune fille de 16 ans, portant au cou des cicatrices d'adénite scrofuleuse.

Depuis un an, son articulation tibio-tarsienne droite est atteinte de synovite fongueuse.

Il y a deux ans, crise de rhumatisme articulaire aigu généralisé, d'allure classique.

Ici la tuberculose a été d'abord ganglionnaire ; elle a affecté ensuite la forme de pseudo-rhumatisme pour aboutir enfin à la synovite fongueuse.

OBSERVATION VIII

(Résumée)

(Mailland. Extraite de la *Presse Médicale*, du 14 septembre 1901.)

Antoinette B..., 65 ans, lingère.

A 50 ans, première atteinte de rhumatisme articulaire subaigu, durant 15 jours.

Depuis, plusieurs attaques semblables.

Elle s'enrhume facilement, tousse, jamais d'hémoptysies.

Le rhumatisme se localise sur le genou gauche et la malade se décide à entrer à l'hôpital.

Signes d'ostéo-arthrite tuberculeuse. Pas de symptômes de tuberculose pulmonaire.

Mort de cachexie.

A l'autopsie, on trouve : granulations abondantes sur les deux plèvres, ostéo-arthrite tuberculeuse du genou.

Voilà vraiment des cas de pseudo-rhumatisme infectieux qu'on ne peut rattacher qu'à la tuberculose.

Mais dans l'observation suivante, présentée comme exemple de pseudo-rhumatisme tuberculeux, rien ne permet de conclure à la nature bacillaire des arthropathies.

Observation IX

(Résumée)

In thèse Egmann. Observation IX

G. A..., 25 ans, entre le 14 décembre 1901 à l'hôpital.
Une sœur morte de méningite.
Personnellement, bonne santé. Pas de blennorrhagie, ni de chancre.
En 1897, première attaque de rhumatisme articulaire aigu qui dure trois mois.
Salicylate sans résultat.
En 1899, nouvelle attaque aux membres inférieurs et au poignet droit.
Depuis le mois d'avril 1901, épaule droite douloureuse, gonflée.
Actuellement, assez bon état général, pas d'amaigrissement.
Épaule droite plus volumineuse que l'autre dans son ensemble.
Pas de fongosités.
Dans les mouvements, de nombreux craquements.
Deux points douloureux, sur la face antérieure et postérieure de l'humérus, au-dessous de la tête.
Les mouvements d'élévation du bras sont normaux, mais douloureux.
Le mouvement par lequel le malade porte sa main en arrière entre les deux épaules, est très limité. Pas d'atrophie musculaire.
Rien à l'auscultation des sommets.

Pourquoi faire de cette arthrite de l'épaule une arthrite

tuberculeuse plutôt qu'une arthrite chronique simple évoluant
à la suite d'un rhumatisme subaigu?

Dans l'observation suivante, le sujet est bien un tuberculeux,
mais son pseudo-rhumatisme infectieux survient dans le cours
d'une infection surajoutée (infection puerpérale), où le gonoco-
que est peut-être en jeu, et au lieu d'une tumeur blanche, c'est
une ankylose qui vient constituer la lésion définitive.

Observation X

(Résumée)

Mailland, *in Presse Médicale*, du 14 septembre 1901.

Mme X..., 25 ans. Mère morte phtisique.
Elle-même atteinte de rétrécissement mitral congénital.
A 15 ans, chloro-anémie; se rétablit après le séjour de
quatre hivers à Nice.
Mariée à 20 ans, fièvre typhoïde peu de temps après.
A 23 ans, grossesse. Un mois après l'accouchement, attaque de rhumatisme articulaire aigu. Etant donné les pertes
blanches, on pense à un pseudo-rhumatisme infectieux. Les
douleurs se localisent au genou. Antipyrine, salicylates
sans résultat.
Le genou s'ankylose et reste douloureux.
Signes de tuberculose pulmonaire aiguë emportant la malade
au bout de 8 mois.

TROISIÈME TYPE

Manifestations articulaires d'apparence rhumatismale précédant à plus ou moins grande distance une tuberculose incontestable générale, pulmonaire ou séreuse.

Dans ce troisième groupe, nous rangeons des arthropathies qui ont fait penser au premier abord au rhumatisme franc ; on a mis en œuvre contre elles les salicylates et l'antipyrine qui ont, en général, donné de médiocres résultats.

Puis, après un temps plus ou moins long, parfois après de nouvelles poussées rhumatoïdes, on voit évoluer chez le même sujet une granulie, une bacillose pulmonaire ou bien une pleurésie séro-fibrineuse. La nature du rhumatisme antérieur peut alors être rattachée au processus tuberculeux, surtout si en fouillant les antécédents l'on ne peut rattacher à une autre cause les lésions articulaires d'autrefois.

C'est à cette variété que nous pouvons donner le nom de rhumatisme prétuberculeux.

Suivant notre méthode, nous reproduirons d'abord les observations probantes où le rhumatisme a précédé l'atteinte générale, pulmonaire ou séreuse.

Nous verrons ensuite s'il n'y a pas lieu de donner à d'autres faits une interprétation un peu différente de celle qu'ont fournie leurs observateurs.

A. — *Rhumatisme tuberculeux précédant une tuberculose généralisée à forme granulique.*

Observation XI

Laveran. — *Progrès médical*, 28 octobre 1876

T..., soldat au 80ᵐᵉ régiment de ligne, entre au Val-de-Grâce le 21 juin 1876. C'est un homme de 22 ans, assez bien constitué, non amaigri ; au service militaire depuis huit mois, il raconte qu'il n'a jamais été bien vigoureux ; il a eu une pleurésie du côté droit dans son enfance ; pas d'hémoptysies.

La mère du malade est morte à l'âge de 55 ans d'une attaque d'apoplexie ; il a un frère et une sœur qui se portent bien.

Depuis six jours, les articulations des genoux et des cous-de-pied sont le siège de vives douleurs qui empêchent la marche ou qui la rendent du moins très pénible.

Les deux genoux sont tuméfiés, douloureux à la pression (21 juin) ; le genou droit est plus tuméfié que le gauche ; on produit facilement le choc caractéristique de l'hydarthrose en pressant sur la rotule.

Etat général satisfaisant, peu de fièvre, langue blanche, anorexie ; pas de complications du côté du cœur.

Le diagnostic de rhumatisme articulaire subaigu est porté. (Badigeonnages iodés et ouate autour des articulations des genoux).

22 juin. — A la visite du matin, le malade a une fièvre vive (39° dans l'aisselle) ; toux rare, crachats muqueux, respiration accélérée, difficile. A l'examen de la poitrine : matité en arrière aux deux bases ; frottements pleuraux à la base gauche, râles sibilants et muqueux disséminés dans toute la poitrine, constipation (2 verres d'eau de sedlitz, 20 ventouses sèches sur le thorax).

23 juin. — La dyspnée augmente ainsi que la fièvre ; le soir, la température est de 40°6. Le malade ne souffre pas, ne se plaint pas, mais il est facile de voir que la respiration s'embarrasse de plus en plus ; les lèvres sont légèrement cyanosées, les muscles accessoires de la respiration luttent contre l'asphyxie commençante, les ailes du nez se dilatent à chaque

inspiration. (Bouillon, lait, potion avec kermès 0.30 et chlor-hydrate de morphine 0,02. Ventouses sèches.)

24 juin. — Nuit mauvaise. Le matin, légère stupeur. Peau sèche donnant au toucher la sensation d'une chaleur âcre, mordicante. Le ventre est un peu tendu, non douloureux à la pression ; pas de taches rosées. A l'auscultation de la poitrine, on trouve des râles sibilants et sous-crépitants disséminés ; il y a toujours de la matité aux deux bases, surtout à gauche. Le malade ne se plaint plus de ses douleurs articulaires, toute l'attention est du reste concentrée sur les phénomènes thoraciques. Le diagnostic de rhumatisme articulaire est abandonné pour celui de tuberculose aiguë.

Les jours suivants la dyspnée continue à augmenter (36 à 40 inspirations par minute) ; l'auscultation donne les mêmes signes. La matité déclive du côté gauche augmente seulement. La fièvre persiste entre 39 et 40°.

1ᵉʳ juillet. — La dyspnée augmente (44 inspirations par minute) ainsi que la cyanose ; les râles sous-crépitants deviennent plus nombreux, surtout à droite ; à gauche, signes d'un épanchement pleurétique peu abondant. Fièvre : 39° le matin, 38°6 le soir.

2 juillet. — Menace d'asphyxie pendant la nuit. Ce matin, sueurs profuses, pouls petit, à 96, battements de cœur profonds, 44 inspirations par minute. Fièvre, 38°6 le matin, 39°4 le soir (Sinapismes, ventouses sèches).

3 juillet. — Dyspnée considérable, cyanose de la face très marquée. Fièvre, 38°8 le matin, 39° le soir. Langue sèche, rôtie. Pas de symptômes cérébraux, intelligence intacte.

4 juillet. — L'asphyxie se prononce de plus en plus, la température est de 37°6 le matin et de 38°2 le soir. — Mort dans la soirée.

6 juillet. — *Autopsie.* — Granulie généralisée aux poumons et à la plèvre, au péritoine, à l'intestin, au foie, à la rate, aux deux reins.

Articulations.— Genou droit.— Synoviale très injectée, nombreuses granulations tuberculeuses.

Genou gauche. — Synoviale légèrement injectée, granulations peu nombreuses. Les autres articulations n'ont pas été ouvertes.

Cette observation est très intéressante et, pour ainsi dire,

unique dans son genre. Voici les commentaires de Laveran
lui-même et les conclusions qu'il en a tirées :

« Il n'est pas étonnant de voir la tuberculose, qui se localise
si souvent dans les séreuses viscérales, envahir quelquefois les
séreuses articulaires ; je serai même porté à croire que, si l'on
examinait avec soin les articulations chez les sujets qui meu-
rent de tuberculose aiguë, on y trouverait assez souvent des
granulations et cela expliquerait les douleurs vagues dans les
membres et les articulations dont se plaignent beaucoup de
malades ; mais, en général, on ne fait pas cet examen et il a
fallu que ces douleurs prissent un caractère d'acuité tout à fait
inusité pour que l'idée me soit venue d'ouvrir les articulations.

» La confusion possible de la tuberculose aiguë avec le rhumatisme articulaire aigu est un fait clinique intéressant ; il faudra
se défier à l'avenir de ces rhumatismes articulaires qui s'accompagnent de pleurésie, de méningite, de péritonite, etc., et
qui se terminent par la mort, lorsque l'autopsie n'aura pas été
faite. »

B. — *Rhumatisme tuberculeux précédant une tuberculose pulmonaire*

OBSERVATION XII

Observation de M. le professeur Gubler

In thèse Powell (Paris 1874)

En 1860, un jeune homme de 17 ans entra à l'hôpital Beau-
jon, salle Saint-Louis, n° 30, se plaignant de douleurs articulaires ayant débuté depuis trois jours et siégeant principalement dans les deux genoux qui étaient gonflés, douloureux à
la pression et présentaient une teinte légèrement rosée.

La fièvre était assez vive, le pouls de 96 à 100, la température élevée.

M. Gubler diagnostiqua un rhumatisme articulaire aigu et
reconnut des lésions cardiaques concomitantes. Il constata un
bruit de souffle au premier temps, ayant son maximum à la

pointe, ainsi qu'un frottement intense dans la région précordiale.

Point d'autres symptômes de lésions viscérales.

On prescrivit le sulfate de quinine (1 gramme en 4 doses dans les 24 heures. Applications de compresses mouillées sur les jointures douloureuses).

Après quelques jours de ce traitement, les phénomènes aigus du rhumatisme s'apaisent ; la fièvre tombe, les genoux se dégagent ; seulement les bruits de frottement péricardique persistent au même degré.

Puis on voit se produire tous les signes locaux et généraux de l'hypertrophie aiguë du cœur : voussure marquée de la région précordiale, étendue plus grande du soulèvement, sans choc distinct dans la région de la pointe, accroissement énorme de la matité, faiblesse du pouls, dyspnée.

Au bout de quelques semaines, le sujet commence à être pris d'une toux sèche, sans que l'auscultation et la percussion révèlent encore aucune modification notable du parenchyme pulmonaire.

Mais, plus tard, on découvre quelques froissements pulmonaires, une légère diminution du murmure vésiculaire et de la résonnance, avec de l'expiration prolongée.

Enfin, ces symptômes s'accusent plus nettement et c'est alors que M. Gubler songe à une relation entre ces phénomènes pulmonaires et les accidents articulaires et cardiaques qui les ont précédés.

En quelques mois, l'affection cardiaque parcourt toutes ses phases et le malade succombe.

A l'autopsie, faite en présence de M. Gubler, on constate, dans les sommets des deux poumons, des granulations grises et de petits tubercules jaunes, dont quelques-uns commencent à se ramollir au centre.

Le cœur, énormément augmenté de volume, est entouré d'une double couche de matière tuberculeuse jaune, dont l'ensemble atteint une épaisseur de 8 à 10 millimètres, et même davantage par places ; cette couche de substance de nouvelle formation est déposée dans les deux feuillets viscéral et pariétal du péricarde, qui sont soudés par du tissu cellulo-vasculaire dans la presque totalité de leur étendue, laissant seulement çà et là de petites lacunes ou cavités, vestiges de l'ancienne cavité péricardique.

Pour apprécier cette observation, nous n'avons rien de mieux à faire que de reproduire ce passage de la thèse de Powell :

« Nous trouvons dans cette observation des accidents articulaires à marche aiguë, compliquée de péricardite, et ayant d'abord tout l'aspect du rhumatisme ordinaire. Tel fut le diagnostic porté pendant la première période de la maladie, et avant l'apparition des symptômes pulmonaires. Mais ceux-ci, se montrant inopinément dans le cours d'une affection d'apparence rhumatismale, font douter M. Gubler de l'exactitude de ce premier diagnostic.

Frappé de ces manifestations du côté du poumon, il se demande si le malade, déjà sous le coup de la diathèse tuberculeuse, n'a pas présenté de lésions articulaires et cardiaques qui n'ont été que le début de la maladie générale, au lieu de la précéder seulement, en y restant complètement étrangères. L'autopsie est venue justifier cette hypothèse. En effet, s'il est regrettable que les articulations malades n'aient pas été l'objet d'un examen spécial, la présence de tubercules dans la séreuse péricardique est une preuve suffisante. Comment supposer, en effet, que chez un sujet qui n'est pas en puissance de la diathèse tuberculeuse, une telle péricardite se développe comme complication d'un rhumatisme simple ? Et, si cette péricardite est née sous l'influence de la tuberculose, pourquoi n'en serait-il pas de même de l'affection articulaire ? »

OBSERVATION XIII

(Résumée)

In Thèse Salager (Obs. I)

P. D..., 30 ans, garçon de réfectoire à l'hôpital. .
Le père est rhumatisant. La mère est morte bacillaire à 38 ans.

— 34 —

A l'âge de 12 ans, P. D... est atteint de rhumatisme articulaire aigu, localisé aux coudes et laissant après lui une ankylose incomplète.

Pendant 13 ans, c'est-à-dire jusqu'en 1889, le malade a plusieurs attaques de rhumatisme. En 1889, apparaissent les signes de tuberculose pulmonaire, pour lesquels il est soigné dans le service de M. Rendu.

En 1890, il se fait admettre dans le service de M. le professeur Grasset à Montpellier ; à l'examen, on constate des signes de lésions pulmonaires avancées : pot fêlé, gargouillements, souffle caverneux à droite.

Les crachats renferment de nombreux bacilles de Koch.

Peu de temps après son entrée à l'hôpital, nouvelle attaque de rhumatisme plus violente que les précédentes avec localisation aux poignets, aux genoux, au cou-de-pied.
Elle dure trois mois.

Nous pouvons cliniquement considérer le rhumatisme qu'a présenté ce malade comme du rhumatisme tuberculeux.

En effet, une première atteinte se localise aux coudes et laisse une ankylose incomplète ; puis, pendant 13 ans, on voit une série de poussées dont la dernière coïncide avec des signes de tuberculose pulmonaire, au cours de laquelle on retrouve les bacilles de Koch dans les crachats.

Enfin, une troisième poussée rhumatoïde très violente se montre à la période des cavernes. Nous trouvons dans cette évolution clinique, une série de signes qui font pencher le diagnostic vers la tuberculose articulaire plutôt que vers le rhumatisme franc.

C. — *Rhumatisme tuberculeux précédant une bacillose des séreuses pleurale, péritonéale, méningée.*

OBSERVATION XIV
(Résumée)

Communiquée à la Société médicale des Hôpitaux (18 octobre 1901), par M. Bezançon. Extraite du *Bulletin de la Société médicale des Hôpitaux*, du 24 octobre 1901.

X..., âgée de 24 ans. Pas d'antécédents tuberculeux. Père alcoolique.

Personnellement, bonne santé, quelques crises d'hystérie.

En février 1900, la maladie débute par une faiblesse générale et des syncopes.

En juillet 1900. Hydarthrose du genou, qui dure un mois (compression, pointes de feu).

Peu de temps après, phénomènes articulaires qui rappellent la polyarthrite rhumatismale ; état général grave : anorexie, céphalalgie, fièvre entre 38° et 40°.

Le sulfate de quinine, l'antipyrine, le salicylate de soude n'ont pas d'action.

Cet état dure six mois sans amélioration.

En décembre 1900, les douleurs se fixent sur l'articulation du coude et de l'épaule droite. L'examen de la poitrine décèle la présence de pleurésie droite.

La rate est volumineuse. Ponction exploratrice de la plèvre ; le cyto-diagnostic (Widal et Ravaut) révèle la présence de nombreux lymphocytes.

Bientôt apparaissent les signes d'un épanchement dans la cavité péritonéale (ventre météorisé, douloureux à la pression).

La malade a de l'anorexie, des vomissements, des alternatives de diarrhée et de constipation.

En avril, les poussées d'arthrite disparaissent ; amélioration de l'état général.

Mais, au bout de quelques jours, tous ces phénomènes réapparaissent.

En juillet, mort avec les signes de méningite.

Cette observation, bien que l'autopsie n'ait pas été pratiquée, est très démonstrative, car l'hydarthrose du genou qui précède la poussée rhumatismale, la longue durée de cette dernière, la résistance au salicylate et à l'antipyrine, l'amaigrissement progressif de la malade, les signes de tuberculose des séreuses (appuyés par le cyto-diagnostic), avec persistance des arthropathies, indiquent bien qu'une seule cause est en jeu pour produire tous ces désordres : l'infection tuberculeuse.

Après ces trois observations de rhumatisme aigu, nous devons rapporter un cas de rhumatisme chronique, précédant une tuberculose viscérale.

OBSERVATION XV

(Résumée)

Publiée par M. Bouglé. — Société Anatomique, 18 janvier 1901.

Berthe V..., 32 ans. Père et mère morts de bacillose. Sœur morte de méningite tuberculeuse.

Depuis plusieurs années déformations des mains et particulièrement des articulations métacarpo - phalangiennes et phalango-phalanginiennes.

Depuis quelques mois seulement, tousse, hémoptysies, matité au sommet, inspiration rude, craquements secs.

L'examen radiographique des articulations montre des lésions semblables à celles décrites par Bérard et Destot dans les polyarthrites tuberculeuses déformantes (1).

« Tandis que dans la polyarthrite déformante rhumatismale, la déformation surtout osseuse que l'on constate sur le cliché est un élargissement des épiphyses dû à une soufflure générale du tissu spongieux avec disparition des cartilages, dans la polyarthrite sèche tuberculeuse, on trouve comme dans toute tuberculose osseuse, au début du processus dans la tête des phalanges, des ilots blanchâtres isolés les uns des autres et dus à la raréfaction irrégulière du tissu osseux par l'infiltration bacillaire. Par fusion de ces îlots, la partie raréfiée s'étend, le cartilage diarthrodial n'est plus soutenu, il s'affaisse par places, d'où déformation des têtes. En même temps la cavité glénoïde correspondante subit les mêmes phénomènes de désagrégation ; elle se creuse sous la pression de la tête, s'adapte aux nouveaux contours de cette dernière, tout en subissant les déplacements que lui occasionne la rétraction fibro-tendineuse.

» Plus tard, il y a une véritable juxtaposition des deux os par emboîtement, et dans les extrémités en contact on retrouve encore les îlots clairs de raréfaction. La disparition des cartilages est tardive. Dans tous les cas le gonflement des parties molles est considérable et c'est lui plus que les troubles osseux qui est le principal facteur des déformations extérieures. »

____

(1) Bérard et Destot, Congrès de chirurgie, 1897.

A côté de ces cinq observations vraiment démonstratives, en voici une autre qui nous satisfait beaucoup moins :

OBSERVATION XVI

In thèse Gaillard (Obs. IV)

L. C..., 28 ans, couturière, a perdu son père et sa mère de bonne heure. Six frères bien portants, deux autres morts en bas âge. Deux sœurs mortes, l'une à 27 ans de tuberculose, l'autre à 6 ans du croup. .

Il y a six ans, elle a fait une attaque de rhumatisme articulaire aigu généralisé, ayant débuté par le genou gauche et ayant gagné rapidement presque toutes les autres articulations ; elle se rappelle très bien que ses jointures étaient enflées, mais elle ne peut dire si la fièvre était vive. Elle fut soignée par le salicylate de soude qui ne donna pas grand résultat. Ce rhumatisme dura trois mois.

Peu de temps après le début des douleurs, la malade fit une pleurésie double pour laquelle on ne fit pas de ponction, et à la suite de laquelle elle n'eut aucune gêne dans la respiration.

Il y a deux ans, nouvelle attaque de rhumatisme articulaire aigu qui dura deux mois et fut moins rebelle au traitement par le salicylate.

La malade a commencé à tousser il y a quatre mois. Peu de crachats, pas d'hémoptysie, mais amaigrissement considérable et sueurs nocturnes.

A l'examen, submatité sous la clavicule droite et en arrière dans la fosse sus-épineuse. A ce niveau le murmure vésiculaire est diminué, quelques craquements. Rien au cœur.

Voilà une malade qui a fait une poussée de rhumatisme articulaire aigu avec épanchement double, lequel disparait tout seul sans laisser de traces ; quatre ans après, nouvelle poussée de rhumatisme aigu, influencée par le salicylate de soude. Deux ans après, la malade commence à tousser et présente une bacillose du sommet droit au début.

Pourquoi conclure à la nature bacillaire des poussées rhumatismales antérieures ?

Elles ressemblent bien au contraire à des attaques de rhumatisme franc, puisque la première atteinte s'accompagne d'une pleurésie double, disparaissant toute seule sans laisser de traces, ce qui est le propre de l'hydrothorax rhumatismal, puisque la deuxième atteinte est influencée par le salicylate de soude.

QUATRIÈME TYPE

Manifestations articulaires d'apparence rhumatismale précédant une lésion peu intense et dont la nature tuberculeuse peut être contestée, ou évoluant en même temps que des symptômes peu nets de bacillose.

Ici nous touchons au point délicat de la question du rhumatisme tuberculeux ; on n'a plus dans ces cas la preuve de la nature bacillaire des arthropathies, puisqu'on ne peut même pas affirmer l'origine bacillaire des autres lésions, ou des autres symptômes que l'on a constatés ou que l'on constate chez le malade.

Par conséquent, il faudrait fournir une double preuve dans ces cas difficiles, et pour affirmer l'existence d'un rhumatisme tuberculeux, il faudrait avoir une observation complète et longtemps suivie du malade, corroborée par les données du laboratoire et appuyée par une discussion serrée des faits.

Malheureusement les observations que nous avons recueillies ne répondent pas souvent à cet idéal. Qu'on en juge plutôt, d'après les exemples suivants :

OBSERVATION XVII

(Résumée)

In thèse Gaillard (Obs. IX).

Jeanne D..., 13 ans. Pas d'antécédents héréditaires intéressants. Personnellement, bronchite à l'âge de 3 ans.

Plus tard, rougeole. A 12 ans, éruption scarlatiniforme, depuis tousse fréquemment. Pas d'expectoration.

En février 1902, ces symptômes s'accentuent ; de plus, douleurs articulaires vives avec fièvre.

En mars, traitement par cacodylate de soude et suralimentation. Depuis, légère amélioration de l'état général, mais les douleurs articulaires persistent.

A l'examen, submatité sous la clavicule droite, diminution de la respiration, expiration prolongée. En arrière, les signes sont moins nets.

Articulations : léger gonflement, pas de points douloureux.

Voilà une poussée rhumatismale évoluant chez une enfant qui présente des signes légers de tuberculose d'un sommet. Rien ne permet d'affirmer que les arthropathies sont de nature bacillaire. Elles pourraient être sous la dépendance de la scarlatine (?) qui a précédé de bien près la première poussée articulaire. On peut soupçonner la tuberculose, on ne peut l'affirmer.

OBSERVATION XVIII

In thèse Gaillard (Obs. XVI).

Le malade entre à l'hôpital pour une douleur et un gonflement des deux genoux.

Mère et frère morts de tuberculose. Il y a sept ans, il a eu une fluxion de poitrine. Depuis le 15 janvier, il tousse ; à la même époque, contracte la blennorrhagie

Le 2 février, douleurs articulaires, non atténuées par le salicylate. Léger mouvement fébrile.

Actuellement, arthrite très nette des deux genoux, avec empâtement des culs-de-sac et choc rotulien. Rien du côté des autres appareils.

Le 2 mai, le malade étant apyrétique depuis plusieurs jours, on fait une injection de 1/10 de milligramme de tuberculine ; réaction, le 3 mai, avec 38°2 à 1 heure du matin, 38° à 7 heures du matin et à 1 heure du soir, 38°6 à 7 heures du soir.

Le 22 mai, l'inoculation au cobaye du liquide retiré du genou est négative.

En somme, ce malade n'a comme signe de bacillose que

sa réaction légère à la tuberculine. Du reste, il a réalisé ses arthropathies immédiatement après avoir contracté la blennor-rhagie.

Il serait donc aussi logique d'admettre qu'il s'agit là d'un rhumatisme blennorrhagique survenant chez un tuberculeux.

DEUXIÈME PARTIE

Après avoir longuement parlé des cas publiés par les autres, nous allons rapporter ceux que nous avons observés et nous les ferons suivre des réflexions qu'ils nous ont suggérées et des objections qui, à leur propos, se sont présentées à notre esprit.

Observation XIX

(Inédite.)

(Service de M. le professeur-agrégé Vedel. Clinique des maladies des vieillards)

Alexandrine P..., 38 ans, employée à l'Hôpital-Général où elle est entrée le 11 février 1888.

Antécédents héréditaires. — Grand'mère morte d'un cancer. Père rhumatisant, mort d'accidents cérébraux. Mère toujours très maladive, morte à 32 ans, bacillaire. Un oncle rhumatisant. Une tante morte de bacillose à 36 ans. Un frère mort bacillaire après 9 ans de maladie.

Antécédents personnels. — On lui a dit qu'à l'âge de 5 ans elle a eu une attaque de rhumatisme, avec gonflement des genoux et des chevilles, ayant empêché la marche jusque vers l'âge de 7 ans.

Adénites cervicales dans sa première enfance. A 9 ans, érysipèle de la face ; récidive à 15 ans. Réglée à 16 ans ; menstruations peu régulières d'abord et douloureuses, puis normales.

A 21 ans, pleurésie droite avec épanchement, traitée par des vésicatoires. Quelques hémoptysies à ce moment ; depuis, tousse et crache assez souvent.

A 24 ans, amygdalite traitée par des cautérisations.

Il y a deux ans, à l'âge de 36 ans, *première attaque* de rhumatisme articulaire au membre supérieur droit avec gonflement. En même temps, large point de côté à droite. Appétit diminué mais pas de fièvre ; la malade n'a pas dû s'aliter. L'attaque a duré quatre mois, malgré l'emploi de salicylate de soude.

Vers le 3e mois, elle est envoyée à Balaruc et, à ce moment un vésicatoire à l'épaule amène une amélioration notable.

Au mois de janvier 1902, *deuxième poussée* de rhumatisme au membre supérieur droit, traitée par le salicylate de méthyle et l'antipyrine, sans grand résultat. Durée, un mois.

État actuel. — Nous suivons la malade à partir du mois de janvier 1903.

6 janvier 1903. — Depuis le 30 décembre 1902, point de côté, large à la base gauche. Toux incessante et sèche. Céphalée, quelques frissons. Pas de température. Légère transpiration. Anorexie. Constipation.

A l'examen de la poitrine : En avant, submatité sous la clavicule droite, vibrations exagérées, respiration granuleuse ; en arrière et du même côté, les mêmes signes, de plus, très légers craquements secs. Rien à gauche.

Traitement. — Repos, jus de viande, cacodylate de soude, potion calmante.

Le 18, la malade présente de l'aphonie, de la douleur au niveau de la gorge, des quintes de toux suivies d'une expectoration difficile.

On l'envoie à la consultation de laryngologie, où M. le professeur Hédon diagnostique une laryngite tuberculeuse.

Traitement. — Gargarismes, pulvérisatious astringentes, badigeonnages au menthol.

Une grande amélioration survient ; l'aphonie et la douleur disparaissent assez rapidement.

Quelque temps après, on pratique un nouvel examen de la gorge. Il révèle une pâleur considérable au niveau du voile du palais ; au niveau des cordes vocales, une congestion et un aspect ondulé de la muqueuse ; pas d'ulcérations. La corde vocale gauche est plus atteinte que la droite. La muqueuse de la région inter-aryténoïdienne présente un aspect velvétique. Pas d'œdème collatéral.

Le 23 mars, *troisième poussée* de rhumatisme aux mêmes articulations. Douleur très forte à l'épaule d'abord, puis au bras, au coude, à l'avant-bras, aux doigts. Mouvements

impossibles. De plus, céphalée. Température, 37°5 le matin ;
36°6 le soir. Pouls, 96. Anorexie, nausées. Point de côté à la
base gauche. Toux augmentée.

L'auscultation décèle les mêmes signes qu'auparavant. Rien
à la base.

Traitement. — Calmants de la toux. Cataplasmes sinapisés.
Cachets d'antipyrine. Applications de salicylate de méthyle.

Les jours suivants, les douleurs articulaires s'atténuent,
le point de côté également. La température revient à la normale.

Le 25 mars au soir, la fièvre monte à 37°6.

Le 26 mars, on observe une *quatrième poussée* rhumatismale portant surtout sur les articulations de la main. Douleur
à l'épaule, puis au coude, au poignet et aux doigts du côté
droit. Les premiers doigts atteints sont le médius et l'annulaire.

Puis, apparaît un gonflement qui siège d'abord aux doigts ;
il débute par les articulations des phalanges et envahit ensuite
les segments interarticulaires. Cet œdème est d'un blanc jau-
nâtre ; à certains moments pourtant, la malade nous raconte
que sa main est violette et glacée et qu'elle y ressent des
fourmillements.

Les mouvements pourtant se font assez bien ; les mouvements actifs sont un peu gênés et douloureux, mais les mouvements passifs sont imprimés assez facilement. Pas de craquements.

On ne trouve rien de particulier dans les articulations du
coude et de l'épaule, si ce n'est de la douleur, qui est également provoquée par la pression exercée sur le trajet des nerfs.

Traitement. — Salicylate de méthyle en application locale.
Salicylate de soude à l'intérieur (4 grammes, dilué dans un
litre de véhicule).

Le 28 mars, en outre des signes précédents, nous constar-
tons les progrès du gonflement. Le poignet et le coude sont
légèrement tuméfiés, l'épaule également. L'avant-bras et le
bras ont les dimensions normales.

Les mouvements sont toujours douloureux, mais s'exécutent,
en somme, assez facilement. Température et pouls normaux.
On continue le même traitement.

Le 3 avril, on fait le séro-diagnostic d'Arloing, qui est
positif à 1/30.

Cet état persiste pendant quelques jours, puis les symptômes s'atténuent, et, le 7 avril, la malade peut reprendre ses occupations.

Il reste cependant un peu de douleur au coude et au poignet, surtout quand le temps est humide. La malade ne se plaint de rien pendant un temps assez long, néanmoins, nous la suivons attentivement, et un examen complet est pratiqué le 12 mai.

Le 12 mai, les articulations fonctionnent très bien ; pas de douleur ni de gonflement.

L'auscultation de l'appareil respiratoire révèle les mêmes signes que ceux que l'on a constatés le 6 janvier 1903.

L'examen du cœur décèle un dédoublement du premier bruit à la pointe, modifiable par la respiration et l'effort.

Pouls : Allongée. .	84	*Tension* : Allongée. .	15
Assise . . .	96	Assise . . .	14
Debout . . .	86	Debout . . .	12

L'état général est relativement assez bon, mais la malade a le teint pâle, présente un état de faiblesse assez marqué et quelques troubles digestifs.

24 mai. La malade présente une 5me *poussée* rhumatismale toujours au membre supérieur droit, la douleur précédant encore le gonflement. La malade nous raconte que la douleur a commencé d'abord au niveau de la colonne vertébrale, dans la région cervico-dorsale.

Interrogée de plus près, elle nous apprend que dans toutes les poussées rhumatoïdes antérieures, elle a ressenti également une douleur à la même région, mais beaucoup plus légère, si bien qu'elle avait omis d'en parler. Cette fois-ci elle a souffert beaucoup à ce niveau et cette douleur s'est irradiée ensuite vers l'épaule, le coude et enfin les doigts, en débutant par l'annulaire et le médius.

Quand nous voyons la malade, la douleur est moindre, mais le gonflement a déjà apparu, surtout à la main et au poignet. Le coude est à peine tuméfié. L'épaule paraît normale.

Au niveau de la main et du poignet la peau est lisse et blême.

A la palpation, la malade souffre au niveau des interlignes articulaires et aussi dans l'intervalle des articulations sur le trajet des nerfs.

Les mouvements, gênés à la main et au poignet, s'exécutent assez bien au coude et à l'épaule.

Fait nouveau : la malade souffre légèrement au membre supérieur gauche. La peau y est un peu plus lisse que d'habitude.

La température est normale, peut-être le soir, léger mouvement fébrile, 37° 2.

Pansement ouaté au salicylate de méthyle.

Salicylate de soude à l'intérieur (4 grammes dans 1 litre de tisane).

En même temps on pratique l'analyse des urines :

Quantité, 1250 ; *Densité*, 1015 ; *Réaction*, acide ; *Urée*, 14 gr. 3 ; *Ac. phosphorique*, 1,10 ; *Ac. urique*, 0,15 ; *Chlorures*, 8 gr. 7 ; *Albumine*, traces.

On ne retrouve pas dans ces urines la formule urologique du rhumatisme franc, caractérisée surtout par l'augmentation de l'acide urique et de l'urée.

25 mai. — La malade souffre un peu moins, mais le gonflement est aussi marqué. La main est couverte de sueur. Apyrexie.

30 mai. — La douleur et le gonflement persistent. On suspend le salicylate de soude et on donne 2 gr. d'antipyrine.

Le 4 juin. — La malade souffrant toujours demande qu'on lui applique un vésicatoire ; ce moyen thérapeutique l'aurait soulagée beaucoup lors de sa première poussée.

Cette application de vésicatoire au niveau du bras permet de faire l'étude cytologique de la sérosité.

Epreuve du vésicatoire : polynucléaires, 72 $\%$; mononucléaires, 24 $\%$; lymphocytes, 2 $\%$; éosinophiles, 2 $\%$.

Or, d'après Roger et Josué, chez l'homme normal on trouve les proportions suivantes :

Polynucléaires neutrophiles, 65 à 68 $\%$; éosinophiles, 20 à 25 $\%$; mononucléaires, 3 à 9 $\%$.

D'après les mêmes auteurs, dans les tuberculoses au début on observe une diminution des éosinophiles (15 à 17 $\%$) et une augmentation des lymphocytes (10 à 14 $\%$), et plus tard, dans la tuberculose avancée, on voit les éosinophiles tomber à 2 ou 3 $\%$ et les lymphocytes à 2 $\%$.

On voit donc que l'épreuve du vésicatoire est intéressante pour arriver au diagnostic de tuberculose chez notre malade.

Mais ce qui nous paraît plus intéressant encore, ce sont les résultats auxquels est arrivé Humbert. D'après cet auteur, à la suite du rhumatisme articulaire aigu, les éosinophiles peuvent être plus nombreux que chez l'homme sain. Ils peuvent atteindre le chiffre de 27 $\%$. Chez notre malade la proportion des éosinophiles est de 2 $\%$.

Ces chiffres que nous reproduisons sont intéressants à

comparer avec ceux que nous avons trouvés en faisant l'épreuve du vésicatoire chez notre malade. Nous reviendrons sur ce point quand nous ferons la critique de notre observation.

Le 6 juin. — Le vésicatoire n'a pas été seulement utile au point de vue du diagnostic, car la malade accuse un mieux sensible, tout au moins au point de vue de la douleur. Le gonflement persiste toujours.

Le 10 juin, l'amélioration persiste. Le gonflement a presque disparu.

Le 15 juin, on envoie la malade à la radiographie.

L'épreuve ne révèle aucune des lésions signalées par Bérard et Destot dans le rhumatisme chronique tuberculeux, et dont nous avons déjà parlé plus haut.

Le 21 juin, *6ᵐᵉ poussée*. La douleur a reparu le 19 au soir, si forte qu'elle arrache des larmes à la malade. Elle est aujourd'hui moins intense. On constate à la palpation que son maximum est au niveau de l'interligne articulaire.

Le gonflement est à peine sensible.

Etant donné l'insuccès antérieur du salicylate et de l'antipyrine, on emploie tout de suite la révulsion. Un vésicatoire est appliqué sur l'épaule ; les autres articulations sont recouvertes de teinture d'iode gaïacolée.

Le 22 juin, la malade prétend que la douleur est calmée. Le gonflement n'a pas encore véritablement fait son apparition.

En somme, nous avons affaire à une femme tuberculeuse ; une série de preuves en font foi.

Hérédité tuberculeuse ; adénites cervicales dans la 1ʳᵉ enfance ; menstruation tardive (à 16 ans) ; pleurésie et hémoptysie à 21 ans ; toux, expectoration depuis lors ; induration du sommet droit, laryngite récente ; telles sont les preuves cliniques.

Séro-diagnostic d'Arloing, positif au $\frac{1}{30}$, formule leucocytaire de la bacillose dans l'épreuve du vésicatoire, telles sont les preuves fournies par le laboratoire.

Mais chez cette bacillaire, les manifestations rhumatismales, que nous avons rapportées, doivent-elles être rattachées à la tuberculose ?

Après une étude attentive et une discussion serrée des faits, nous pensons pouvoir l'affirmer.

Examinons d'abord l'histoire clinique de la malade, nous apprécierons ensuite les résultats donnés par le laboratoire.

A. — *Preuves cliniques.*

Ces preuves cliniques, nous pouvons les tirer de :
1° L'évolution de la maladie ;
2° L'absence de l'infection surajoutée ;
3° L'interprétation de l'hérédité.

1° *Evolution de la maladie.* — Cette évolution n'est pas celle du rhumatisme franc.

Comment débutent les poussées rhumatoïdes que nous avons observées chez notre malade ?

Toujours par de la douleur qui précède le gonflement et parfois le devance de plus de 24 heures.

Voilà un caractère assez particulier ; nous ferons remarquer aussi qu'il n'y a jamais eu de prodromes, comme on en trouve ordinairement dans le rhumatisme franc.

D'autre part, le siège de cette douleur est spécial : elle a son maximum au niveau de l'interligne articulaire, et c'est là, peut-être, le caractère le plus net jusqu'à présent du rhumatisme tuberculeux ; nous devons ajouter que cette douleur est en général peu intense, si ce n'est dans la dernière poussée et au début de l'atteinte articulaire.

Le gonflement articulaire et périarticulaire que nous observons est peu marqué ; c'est surtout l'état lisse et pâle de la peau qui nous a frappé ; nous sommes loin, on en conviendra, de la rougeur et de la tuméfaction parfois considérables du rhumatisme franc.

Les mouvements chez notre malade sont gênés et un peu douloureux, mais s'exécutent en somme assez bien au point de permettre à la patiente de continuer à surveiller les jeunes enfants, son occupation habituelle.

Nous avons aussi, comme caractère particulier, cette localisation si tenace au même groupe d'articulations.

Dans les six poussées que nous avons décrites, c'est le membre supérieur droit qui a toujours été atteint.

La durée est également fort longue dans tous les cas ; nous avons même vu, lors de la première poussée, les phénomènes persister 4 mois.

Enfin, nous n'avons jamais noté d'état général.

La température et le pouls n'ont presque jamais dépassé les limites normales, et, avant les phénomènes articulaires, il n'y a jamais eu cet état infectieux accompagné souvent d'angine, qui précède si fréquemment le rhumatisme franc.

Voilà donc un ensemble de preuves cliniques qui tend à faire rejeter le diagnostic de rhumatisme franc.

Nous pouvons encore y ajouter l'épreuve du salicylate et de l'antipyrine.

Dans aucune des poussées rhumatoïdes qu'a supportées la malade, jamais ces deux agents thérapeutiques n'ont donné le moindre résultat. Nous ne parlons pas, bien entendu, de la modification de la fièvre, puisqu'il n'en existait pas, et nous envisagerons seulement l'effet produit sur la douleur.

Or, la douleur n'a jamais été nettement atténuée d'une manière certaine.

Et l'administration a été longue pourtant.

Pendant la première poussée, la malade aurait pris pendant très longtemps du salicylate sans en ressentir le moindre effet palliatif et n'aurait été soulagée vers le troisième mois que par un vésicatoire.

Peut-être même faut-il voir dans cette rétrocession de la douleur le résultat de l'évolution naturelle de la maladie.

Dans les deuxième et troisième poussées, qui sont également fort longues, nous voyons l'antipyrine et le salicylate de méthyle rester impuissants en face de la douleur.

A la quatrième poussée, le salicylate de soude a été donné pendant douze jours sans calmer la douleur.

A la cinquième poussée, le salicylate a été administré pendant six jours sans produire le moindre effet.

Voyant son peu d'action, on suspend son emploi et on donne de l'antipyrine (2 gr. par jour), toujours sans résultat.

Le salicylate a donc été prescrit pendant longtemps, et donné à des doses suffisantes.

Il a été administré suivant le mode le plus propice à favoriser son action ; c'est-à-dire que l'on fractionnait les doses en diluant ces 4 grammes dans un litre de tisane, que la malade devait prendre par bols dans le courant de la journée.

Si nous insistons sur l'épreuve du salicylate, c'est parce que ce médicament est considéré par beaucoup d'observateurs comme un spécifique du rhumatisme franc.

Pour les auteurs dont nous avons lu les observations, n'est pas du rhumatisme franc toute manifestation articulaire qui résiste au salicylate.

C'est peut-être là une opinion exagérée : le salicylate agit très bien et très nettement sur la fièvre et la douleur du rhumatisme, à condition d'être bien administré, assez longtemps continué et donné à dose suffisante.

Or, le mode d'administration a été rarement indiqué dans les observations que nous avons parcourues, et c'est là précisément une lacune très importante, puisque dans certains cas on en a fait un signe diagnostique fondamental entre le rhumatisme franc et le rhumatisme infectieux.

Mais, même s'il est convenablement administré, le salicylate n'agit pas toujours dans les cas de rhumatisme franc. Il semble, en effet, qu'il y ait des exceptions à la règle, surtout dans les cas de rhumatisme sévère, à détermination cardiaque ou viscérale quelconque : le salicylate peut rester alors sans action.

D'autre part, Cahen (1) aurait observé une action inverse du salicylate de soude, dans un cas de rhumatisme aigu.

La fièvre s'élevait quand on donnait du salicylate et diminuait quand on suspendait le médicament.

Par conséquent, on ne peut se fier uniquement à l'effet produit par le salicylate pour trancher le diagnostic de la nature du rhumatisme.

Dans notre cas, le salicylate n'a eu aucun effet, mais nous ne concluons pas tout de suite que notre malade, qui est tuberculeuse, a réalisé un rhumatisme tuberculeux. Nous ajoutons cette preuve thérapeutique aux autres preuves tirées de l'évolution de la maladie et nous affirmons que notre rhumatisme n'a pas les allures d'un rhumatisme franc, que c'est un pseudo-rhumatisme. Quelle est sa nature ? N'est-ce pas un rhumatisme infectieux ?

Tel est maintenant le problème que nous allons essayer de résoudre en recherchant chez notre malade une infection (autre que la tuberculose), qui aurait pu produire les arthropathies.

2° *Il n'y pas d'infection surajoutée.* — Nous venons de montrer que dans les poussées rhumatoïdes que nous avons obser-

-----

(1) Cahen. — Société de Thérapeutique. *Presse Médicale*, 15 janvier 1902.

vées, nous ne retrouvons pas les allures du rhumatisme franc.

Ce fait tendrait à prouver que notre malade tuberculeuse n'a pas subi l'infection rhumatismale ; nous verrons plus loin que le laboratoire nous le démontre nettement.

Les preuves cliniques, en effet, ne suffiraient pas à faire rejeter l'hypothèse d'un rhumatisme franc évoluant chez un tuberculeux. On n'admet plus, en effet, d'antagonisme absolu entre ces deux maladies, ou plutôt on admet seulement un antagonisme d'évolution.

De même qu'un rhumatisant peut devenir tuberculeux (à marche lente, il est vrai), de même un tuberculeux peut faire du rhumatisme franc. La chose n'a rien d'impossible.

On voit bien un tuberculeux réaliser d'autres maladies infectieuses à localisations articulaires, par exemple, la blennorrhagie ou la scarlatine.

Quoi qu'il en soit, nous avons cherché chez notre malade les infections qui peuvent faire du pseudo-rhumatisme et nous n'en avons pas trouvé ; elle n'a eu ni blennorrhagie, ni typhoïde, ni scarlatine, ni oreillons, ni dysenterie ; ses réponses ont été sur ces points absolument négatives. On ne peut retrouver en dehors de l'infection tuberculeuse, que deux érysipèles à l'âge de 9 et 15 ans, c'est-à-dire bien avant les premières localisations articulaires, qui sont survenues à 36 ans.

Donc, cliniquement, nous devons nous rattacher au rhumatisme tuberculeux.

3° *Interprétation de l'hérédité*. — Mais si nous ne trouvons rien dans les antécédents personnels qui puisse expliquer les localisations articulaires (en dehors de la tuberculose), les antécédents héréditaires sont plus suggestifs. Il y a une hérédité paternelle rhumatismale ; on pourait donc se dire : c'est une tuberculeuse qui fait du rhumatisme subaigu ou chronique constitutionnel. Mais nous ne le pensons pas.

— 53 —

Nous avons vu que les allures de la maladie ne rappellent en rien le rhumatisme aigu. Quant au rhumatisme subaigu, il s'accompagne de fièvre, de gonflement plus considérable, il ne se cantonne pas constamment aux mêmes articulations, il est plus mobile dans son évolution. Donc ce qu'a présenté notre malade n'est pas du rhumatisme subaigu.

D'autre part, ce n'est pas du rhumatisme chronique. En effet, après six poussées portant sur les mêmes articulations, nous aurions des déformations, du gonflement, des craquements, de la gêne dans les mouvements; — nous n'observons rien de tout cela. D'autre part, la radiographie n'a pas démontré de déformations osseuses ou articulaires significatives.

Comment donc interpréter le rôle de l'hérédité rhumatismale ou arthritique de cette malade? Nous pensons que l'arthritisme a pu, d'une part, localiser l'intoxication tuberculineuse sur certaines articulations, peut-être plus fatiguées que les autres, (membre supérieur droit), et d'autre part retarder l'évolution des lésions articulaires, comme elle a ralenti le processus tuberculeux au niveau de l'appareil respiratoire.

Mais de toute cette discussion de cette interprétation des faits cliniques, nous ne tirons que des signes de probabilité.

Tout ce que nous pouvons dire, c'est que cette femme tuberculeuse a réalisé du rhumatisme qui ne ressemble pas au rhumatisme franc et qui ne peut être expliqué par une infection autre que l'infection tuberculeuse.

Mais fort heureusement, pour trancher cette question de nature, nous possédons des preuves certaines que le laboratoire nous a fournies.

B. — *Preuves de laboratoire*

Ce sont: 1° un séro-diagnostic d'Arloing, positif au trentième, au cours de la quatrième poussée rhumatismale. Mais cette preuve n'est pas la plus importante, elle indique seulement que notre malade est tuberculeuse.

2° Une analyse des urines, faite pendant la cinquième poussée, et qui ne nous donne pas la formule urologique du rhumatisme ; en effet, nous n'y trouvons pas l'augmentation de l'acide urique et de l'urée.

3° L'épreuve du vésicatoire. — Un vésicatoire appliqué pendant la cinquième poussée a donné un exsudat qui, examiné microscopiquement, a présenté une formule leucocytaire absolument démonstrative.

Tout d'abord, le nombre des lymphocytes (2 p. 100), le nombre des polynucléaires (72 p. 100), et surtout la diminution du nombre des éosinophiles indique que nous avons affaire à la tuberculose et même à une tuberculose avancée, à une tuberculose en action.

D'autre part, la diminution considérable du nombre des éosinophiles (2 p. 100) indique que nous n'avons nullement affaire à une poussée rhumatismale où le nombre des éosinophiles est augmenté.

Nous avons donc dans cette observation, et grâce aux preuves fournies par le laboratoire, une démonstration de la nature bacillaire des arthropathies.

C'est là véritablement un cas qui peut être rangé dans le cadre du rhumatisme tuberculeux, et il serait à désirer que toutes les observations puissent associer les preuves certaines du laboratoire aux résultats approximatifs de la clinique, lorsqu'elles ne s'appuient pas sur les données positives de l'inoculation ou les constatations de l'autopsie.

Malheureusement, il n'en peut pas toujours être ainsi, soit que le malade ne puisse être observé pendant un temps suffisant, soit qu'il n'accepte pas les petites manipulations que nécessitent les recherches de laboratoire.

— 55 —

Les deux observations suivantes, que nous rapportons, sont
surtout cliniques ; dans l'une d'elles on a fait le séro-diagnostic
d'Arloing ; la deuxième, très courte et sans contrôle expéri-
mental, n'en est pas moins une pierre de plus apportée à
l'édifice du rhumatisme tuberculeux.

OBSERVATION XX

(Inédite)

(Service de M. le professeur Grasset.)

C. J..., 45 ans, cultivateur, entré à l'hôpital le 12 juin 1903.
Rien à signaler dans les antécédents héréditaires.

Antécédents personnels. — N'a jamais été malade ; pas de
blennorrhagie.

Histoire de la maladie. — La maladie a débuté, il y a deux
ans, par des douleurs dans les deux épaules, s'accompagnant
d'une gêne assez considérable dans les mouvements des bras.
Presque aussitôt après, des douleurs sont apparues dans les
deux pieds, rendant la marche presque impossible.

Cet état persiste pendant trois ou quatre mois sans amélioration. Sur le conseil de son médecin, le malade va faire une
saison à Saint-Laurent-les-Bains. Alors se produit une amélioration manifeste : le malade, qui depuis plus d'un an ne pouvait rien faire, reprend ses occupations.

Pendant l'hiver 1901-1902, de nouveaux phénomènes apparaissent ; l'avant-bras gauche se met spontanément, sans douleur, en demi-flexion, les mouvements ne tardent pas à devenir
difficiles ; deux ou trois mois après, apparaissent des douleurs
au niveau du coude, ainsi qu'une légère atrophie des muscles
de l'avant-bras et du bras.

Il y a trois mois, les mêmes phénomènes sont apparus au
coude droit.

Il y a deux mois, les genoux et les cous-de-pied sont deve-
nus douloureux et tuméfiés.

Le malade déclare qu'il tousse un peu, sans pouvoir préciser
depuis quand ; il n'a jamais eu d'hémoptysie ; quelques crachats
muqueux. Léger amaigrissement. Pas de sueurs nocturnes.

Examen le 13 juillet 1903.

Membres supérieurs. — L'avant-bras gauche est en demi-flexion sur le bras, formant un angle d'environ 135 degrés.

On constate une atrophie assez prononcée des muscles, surtout à l'avant-bras. Le long supinateur forme sous la peau un relief, donnant à la palpation la sensation d'une corde tendue. Rien à l'épaule. Les saillies osseuses du coude ne semblent pas sensiblement déformées. Les mouvements de flexion et d'extension sont limités et légèrement douloureux. Au poignet les mouvements sont difficiles. Léger gonflement des articulations interphalangiennes, les mouvements des doigts se font bien. Au membre supérieur droit, on constate des lésions analogues, mais moins prononcées.

Membres inférieurs. — Le genou gauche est normal : pas de déformation, pas de douleur, ni à la pression ni aux mouvements. Le genou droit est sensiblement augmenté de volume, les culs-de-sac synoviaux et particulièrement le cul-de-sac sous-tricipital sont gonflés. A la pression, qui est douloureuse, on constate qu'ils sont pleins de fongosités. Pas de choc rotulien bien net.

Les mouvements de l'articulation sont limités, très douloureux et s'accompagnent de quelques craquements. Il est évident que ce genou présente les signes caractéristiques d'une tumeur blanche. Les deux cous-de-pied sont gonflés, sensibles à la pression, les mouvements provoquent une légère douleur. Rien du côté des articulations de la hanche. Le sciatique gauche est légèrement douloureux à la pression.

Thorax. — Cœur normal, le premier bruit parait un peu affaibli.

Poumons. — En arrière : submatité au sommet et à la base droite (matité en sablier), les vibrations nettement exagérées au sommet. On constate de l'obscurité respiratoire. Pas de frottements à la base.

En avant : submatité au sommet droit, exagération des vibrations ; à l'auscultation, respiration rude, expiration prolongée. On perçoit quelques craquements à la toux. En somme, on constate au niveau du sommet droit des signes manifestes de l'induration bacillaire. Le séro-diagnostic de Courmont est positif. Pas d'albumine dans les urines.

L'examen des crachats n'a pu être pratiqué, le temps ayant fait défaut ; le malade, en effet, sort le 17 juin.

En présence de ces signes, M. le professeur Grasset pose le diagnostic de rhumatisme chronique à forme fibreuse, de nature très probablement bacillaire, avec une tumeur blanche du genou droit et induration manifeste du sommet droit.

Dans cette observation, le diagnostic s'appuie surtout sur la clinique : les signes que l'on trouve au sommet et le séro-diagnostic d'Arloing doivent faire porter chez le malade le diagnostic de bacillose.

D'un autre côté, l'évolution clinique des lésions articulaires à forme rhumatismale présentées par le malade montre qu'elles sont dues à la tuberculose.

Début par de la douleur, persistance des troubles pendant quatre mois sans amélioration dans la première poussée.

Apparition, dans une deuxième poussée, de lésions de rhumatisme chronique au niveau des membres supérieurs, *coïncidant avec un début de tumeur blanche au niveau du genou droit*, telle est, en résumé, l'histoire du rhumatisme de ce malade, rhumatisme qui ne peut être considéré cliniquement que comme de nature tuberculeuse.

OBSERVATION XXI

(Inédite)

Obs. de M. le professeur Estor. — Clinique chirurgicale des enfants.

R. J..., 8 ans, entré à l'hôpital le 6 août 1902.

Antécédents héréditaires. — Père et mère bien portants.

Deux frères en bonne santé. Pas de rhumatisme dans la famille.

Antécédents personnels. — A l'âge de 5 ans, le malade a présenté une atteinte de rhumatisme polyarticulaire, à localisations fugaces, ayant porté sur presque toutes les articulations. Cet état a duré 15 jours, sans fièvre. Cette atteinte n'a absolument rien laissé dans les articulations.

Début de la maladie actuelle. — En janvier 1902, on a remarqué de la claudication, qui s'est installé insidieusement et petit à petit. Le genou gauche a augmenté de volume et est devenu douloureux. Le traitement employé a consisté en applications de pointes de feu, de vésicatoires et de teinture d'iode sur le genou.

État actuel le 9 août 1902. — Le genou gauche est en flexion à angle droit sur la cuisse. Le tibia est douloureux à la pression, surtout en avant. On constate quatre trajets fistuleux en dehors de l'articulation et au niveau du tibia.

Fongosités assez abondandes de chaque côté du ligament rotulien.

Bon état général.

Le diagnostic porté est celui de tumeur blanche du genou.

On pratique le redressement forcé sous l'anesthésie à l'éther suivi de l'application d'un appareil plâtré.

En résumé, nous voyons une poussée de rhumatisme généralisée, sans fièvre, à l'âge de 5 ans, et trois ans après une tumeur blanche du genou. L'absence de fièvre, le jeune âge du malade permettent de croire que cette poussée rhumatismale n'est pas franche, et le développement de la tumeur blanche doit faire penser immédiatement à un rhumatisme tuberculeux primitif.

Notre travail a consisté jusqu'à présent en une analyse des observations que nous avons rapportées. Pouvons-nous maintenant arriver à la synthèse et donner une description complète du rhumatisme tuberculeux ?

Nous ne le pensons pas. En effet, les observations de rhumatisme tuberculeux vraiment démonstratives ne sont pas nombreuses ; nous voulons dire par là que, si les cas où l'on peut penser au rhumatisme tuberculeux sont fréquents, les cas où le diagnostic s'impose sont relativement rares ; il faut, en effet, pour avoir la certitude, des preuves tirées soit de l'examen anatomo-pathologique, soit de l'examen cytologique et bactériologique du liquide articulaire, soit de l'inoculation au cobaye : il faut des preuves de laboratoire.

Parmi ces recherches de laboratoire, le séro-diagnostic

d'Arloing et Courmont, l'examen des urines et, surtout, l'étude cytologique de la sérosité d'un vésicatoire appliqué au moment d'une poussée rhumatismale, sont les plus utiles et les plus faciles à réaliser.

C'est de ce côté, du reste, que se tournent aujourd'hui les observateurs, et l'on verra sans doute plus fréquemment dans les journaux médicaux, des publications analogues à celle que nous allons reproduire.

OBSERVATION XXII

(M. V Griffon, *Presse médicale*, 13 juin 1903.)

Pseudo-rhumatisme tuberculeux curable et primitif.

Il s'agit d'un homme de 38 ans, reçu dans le service de M. le professeur Dieulafoy, pour une hydarthrose du genou et une arthralgie du cou-de-pied, localisations ultimes d'une atteinte articulaire presque généralisée ayant même effleuré les articulations temporo-maxillaires et sterno-claviculaires, sans qu'on pût assigner une porte d'entrée à l'infection. Dans l'hypothèse qu'on pourrait se trouver en présence d'un rhumatisme tuberculeux, les autres diagnostics ayant été successivement écartés, on ponctionna à deux reprises le contenu du genou et l'on retira 100 cc. d'un liquide visqueux très fibrineux.

Le cyto-diagnostic révéla une formule leucocytaire absolument différente de celle que l'on rencontre dans le rhumatisme franc. Ici l'on constatait des éléments cellulaires très abondants et très nettement lymphocytiques.

Le liquide fut inoculé alors à quatre cobayes, dont deux moururent en quelques heures par intoxication et dont les deux survivants furent sacrifiés, l'un au bout de trois, l'autre au bout de quatre mois et demi.

Les lésions de tuberculose expérimentale furent trouvées évidentes chez ces deux animaux, mais très discrètes et symptomatiques d'une virulence très atténuée du bacille de Koch inoculé. Le malade, sorti convalescent, a été revu à son retour de l'asile de Vincennes et demeurait guéri.

Dans l'observation de Griffon le diagnostic de rhumatisme

tuberculeux est indiscutable, mais l'examen clinique a été sommaire.

L'idéal à poursuivre, c'est l'association des recherches de laboratoire à l'étude clinique minutieuse des faits.

De cette façon, en comparant les observations qui auront fait leur preuve, on pourra arriver à faire le tableau clinique du rhumatisme tuberculeux.

En attendant, nous allons rapidement, d'après les travaux déjà parus et d'après les observations que nous avons rapportées, résumer la symptomatologie, la pathogénie, l'anatomie pathologique, l'étiologie, le diagnostic, le pronostic et le traitement du rhumatisme bacillaire.

Symptomatologie.

Nous avons déjà, dans notre première partie, indiqué ce que nous croyons être le côté intéressant de l'histoire clinique du rhumatisme tuberculeux : nous voulons parler des rapports que présentent les arthropathies avec les autres manifestations bacillaires. Nous n'y reviendrons pas ici.

Nous ne décrirons pas non plus les diverses formes cliniques du pseudo-rhumatisme tuberculeux, c'est-à-dire l'arthralgie, l'hydarthrose, l'arthrite suppurée, que l'on peut retrouver du reste dans les travaux de Poncet, Mailland, Patel, Gaillard et dans l'article de Mauclaire. Nous mentionnerons simplement les signes par lesquels une atteinte de rhumatisme bacillaire isolé pourrait être soupçonnée. Ce sont :

1° les caractères de la douleur ;
2° les caractères du gonflement ;
3° les caractères de l'état général.

— 61 —

1° *Caractère de la douleur*. — La douleur apparaît brusque-
ment, sans prodromes. Elle précède le gonflement, parfois de
plus de 48 heures comme dans notre observation. Elle siège
surtout au niveau de l'interligne articulaire. Elle présente des
exacerbations nocturnes.

2° *Caractère du gonflement*. — Il peut être parfois très
marqué et on peut observer alors une véritable hydarthrose qui
disparaît très rapidement du reste. D'ordinaire, le gonflement
est peu intense. Il siège surtout au niveau de l'article. A ce
niveau existe une rougeur très accusée. Mais, dans quelques
cas, la fluxion reste blanche. C'était ce que nous observions
chez notre malade. Les veines superficielles sont dilatées.

3° *Caractères de l'état général*. — D'une façon générale, on
n'observe pas de prodromes.

La fièvre est rarement élevée et peut faire absolument défaut.
On peut observer des sueurs nocturnes et parfois un amaigrissement considérable.

Tels sont les caractères cliniques particuliers, encore très
vagues, du rhumatisme tuberculeux aigu ou subaigu.

Dans le rhumatisme bacillaire chronique, on observe, dans
les cas qui simulent le rhumatisme ordinaire, que les extrémités
articulaires des os sont plutôt amincies et non soufflées
comme dans le rhumatisme chronique déformant.

Le gonflement est dû à la lésion des tissus périarticulaires.
La radiographie montrera les lésions indiquées par Bérard et
Destot.

Pathogénie.

On peut ici, comme pour le rhumatisme blennorrhagique,
énoncer trois théories :

1° Création de la diathèse rhumatismale sous l'influence de
la bacillose.

2° Réveil de la diathèse rhumatismale jusque-là à l'état latent.

3° Spécificité de rhumatisme tuberculeux.

C'est la théorie qui paraît la mieux appuyée par les faits. On doit faire jouer un rôle, soit au bacille, soit à des toxines sécrétées dans un autre point de l'organisme et la différence de la réaction articulaire devant ces toxines est expliquée par la nature du terrain. L'action des toxines est démontrée par une observation très intéressante de Lannelongue.

Le fait observé par **M.** le Professeur Lannelongue remonte à 1890 et il est rapporté dans le *Bulletin Médical* de cette année-là.

Il s'agit d'un enfant atteint d'un lupus du nez et de la joue que Lannelongue a traité par les injections de la lymphe de Koch. Aux deux premières injections, il se produit une réaction thermique intense, huit jours après, à la troisième injection surviennent, le soir même, de vives douleurs dans le genou et le tibia gauche, suivis, le lendemain, d'un gros épanchement dans les deux coudes, les deux épaules, les deux genoux et de phénomènes douloureux dans presque toutes les articulations.

L'action du bacille lui-même et la présence des tubercules au sein de l'articulation est démontrée par les autopsies, l'examen bactériologique et l'inoculation du liquide articulaire, l'évolution en tumeur blanche.

Les pseudo-rhumatismes tuberculeux qui guérissent ne sont pas tous dus à l'action des toxines, car on peut admettre dans ces cas que des tubercules en petit nombre amènent des réactions intenses et sont ensuite étouffés par le processus de défense.

Anatomie pathologique.

Quelles lésions vont produire ces bacilles de Koch ou leurs toxines seules dans les tissus articulaires?

Nous laissons, bien entendu, de côté les lésions bien connues de la tumeur blanche, de l'ankylose, de l'hydarthrose même, qui ne doivent même pas entrer dans le cadre du rhumatisme tuberculeux.

Nous n'insisterons pas également sur les lésions du rhumatisme chronique indiquées par Bérard et Destot.

Celles qui nous paraissent plus intéressantes à décrire, c'est-à-dire celles des polyarthrites aiguës tuberculeuses, sont malheureusement encore peu connues.

A part le cas de Laveran, où l'autopsie a montré la granulie articulaire, il n'existe que deux observations de rhumatisme tuberculeux avec autopsie (Obs. 1 et 11, in thèse Egmann).

On a trouvé dans ces cas les lésions suivantes :

Épaississement des tissus périarticulaires. La surface des cartilages est rugueuse, dépolie ; en certains endroits elle n'existe plus et est remplacée par du tissu fibreux. Les os sont parfois privés de leur cartilage et dénudés. La synoviale est épaissie, infiltrée et donne l'aspect d'un œdème diffus. Les ligaments sont déformés, relâchés, rétractés. De plus, on trouve des brides et des cloisons fibreuses.

Il est évident que deux autopsies ne suffisent pas pour qu'on puisse regarder ces lésions comme celles du rhumatisme bacillaire. Il faudra bien d'autres examens anatomo-pathologiques.

Comme on ne peut souhaiter la mort des malades, l'expérimentation sera ici sans doute d'une grande utilité ; les recherches de Courmont et Dor ont déjà ouvert la voie.

Étiologie.

L'étiologie du rhumatisme tuberculeux ne paraît pas, jusqu'à présent du moins, bien spéciale : c'est celle de la bacillose en général.

On n'a pu encore définir le rôle du surmenage, du traumatisme, des conditions de milieu.

Il semble pourtant, comme pour le rhumatisme franc, que les jeunes surtout sont atteints et que l'affection est plus fréquente dans les climats froids et humides. Cette condition pourrait expliquer en partie le grand nombre de cas observés à Lyon.

A côté de ces notions générales, on ne peut signaler que quelques points particuliers ; d'après Egmann, dans le rhumatisme tuberculeux aigu, les membres inférieurs sont plus souvent atteints, alors que les membres supérieurs sont le siège de prédilection des formes chroniques.

Diagnostic.

Nous avons suffisamment insisté, dans le cours de notre étude, sur l'importance du diagnostic pour nous y arrêter encore longuement.

Pour nous résumer, nous dirons que ce diagnostic doit se baser sur les relations qui existent entre les manifestations articulaires dont les allures cliniques sont peu connues et les autres lésions tuberculeuses dont les signes peuvent être facilement décelés ; mais le diagnostic doit surtout s'appuyer sur les résultats donnés par le laboratoire, et cela jusqu'à ce que l'étude approfondie d'observations indiscutables ait créé un tableau clinique précis du rhumatisme tuberculeux.

Pronostic.

Le pronostic sera généralement plus grave que celui du rhumatisme franc à cause de la nature de l'affection, de la durée parfois interminable des accidents, et du peu de succès de la thérapeutique.

Il sera, d'autre part, variable avec les formes, avec la généralisation, avec les localisations et les lésions définitives qui peuvent en résulter, avec l'importance des autres lésions bacillaires, avec la nature du terrain.

Cependant, il semble qu'en tant que manifestation bacillaire, le rhumatisme tuberculeux ne constitue pas une forme bien grave de l'infection.

Traitement.

Le traitement sera général et local.

Traitement local. — Malgré l'insuccès de la médication analgésique, on pourra donner du salicylate de soude, du salicylate de méthyle, qui sont en définitive de bons médicaments de la douleur ; on pourra prescrire de l'antipyrine, surtout quand on observera un mouvement fébrile.

On insistera sur la révulsion ; les vésicatoires, les pointes de feu, les applications de teinture d'iode gaïacolée sur les articulations calmeront la douleur plus facilement que les analgésiques ordinaires et pourront influencer le processus morbide sous-jacent.

L'immobilisation des articulations dans un pansement ouaté est indiquée par la plupart des auteurs.

Si des lésions définitives s'installent, on aura recours au traitement chirurgical, comme dans les arthrites tuberculeuses.

Traitement général. — Le traitement général est celui de la tuberculose ; nous n'avons pas à y insister.

5

CONCLUSIONS

Il ressort de notre étude que l'histoire du rhumatisme tuberculeux est encore à faire, ou du moins à compléter; nous ne pouvons donc donner en terminant des conclusions véritables et préférons nous borner à résumer ce que nous avons développé dans notre travail.

Le rhumatisme tuberculeux, déjà pressenti par Gubler et Powell, a été surtout étudié par Poncet et ses élèves ; on a d'abord décrit un pseudo-rhumatisme tuberculeux analogue aux autres rhumatismes infectieux, et peu à peu on a signalé des formes qui se rapprochent de plus en plus du rhumatisme franc.

Les nombreuses observations et les nombreux travaux publiés à ce sujet prouvent que le rhumatisme tuberculeux existe et existe dans des proportions assez considérables, au point que lorsqu'on se trouvera en présence d'un rhumatisme en apparence franc, il faudra, dorénavant, se demander toujours si la tuberculose n'est pas en jeu.

Le diagnostic pressenti par l'étude clinique ne pourra être éclairci que par le laboratoire, car jusqu'à présent la symptomatologie du rhumatisme bacillaire est peu connue, en dehors des relations des arthropathies avec les autres manifestations tuberculeuses.

Le pronostic, toujours réservé, ne paraît pas absolument grave.

Le traitement, étant donné l'insuccès habituel du salicylate de soude et de l'antipyrine, devra surtout se baser sur la révulsion et l'immobilisation des jointures.

BIBLIOGRAPHIE

ACHALME. — Th. Paris, 1893. Ann. Institut Pasteur, 1877.

AMARAL. — Th. Paris, 1891. Rhumatisme blennorrhagique.

ARLOING. — Leçons sur la tuberculose. Congrès de médecine interne. Montpellier, 1898.

ARLOING et COURMONT. — Sur la valeur de la séro-réaction pour le diagnostic précoce de la tuberculose. *Presse médicale,* sept. 1900.

BARBIER. — Sur les phénomènes extra-pulmonaires de la tuberculose à la période de germination. *Bulletin médical,* 1903 (21 mars-2 mai).

BARJON. — Th. Lyon, 1897. Du syndrome rhumatismal chronique déformant. Radiographie appliquée à l'étude des arthrites déformantes.

BEAU. — Note sur l'arthralgie. *Journal des connaissances médicales,* janvier 1856.

BÉRARD. — Société des Sciences médicales de Lyon, février 1900.

BÉRARD et DESTOT. — Congrès de chirurgie, 1897. Polyarthrite tuberculeuse déformante.

BÉRARD et MAILLAND. — Rhumatisme tuberculeux ou pseudo-rhumatismes infectieux d'origine bacillaire. Confraternité médicale, Paris, 1901, II, 37-64.

BERGER. — Névralgies des articulations, traduit par Blum. *Archives de médecine,* mars 1874.

BERNARD. — Rhumatisme tuberculeux. Société médicale de Lyon, juillet 1901.

BESANÇON. — Pseudo-rhumatisme tuberculeux. Société médicale des Hôpitaux, 24 octobre 1901.

Besnier. — Diction. Encyclopédique des sciences médicales. Paris, 1877.

Bouchard. — Congrès pour l'avancement des sciences, 1891. Pathologie générale. Société biologique, 1893-94, 1900.

Bouglé-Morestin. — Rhumatisme déformant chez un tuberculeux. Société anatomique, Paris, 1901.

Bourcy. — Rhumatisme infectieux. Thèse Paris, 1883.

Bounhiol. — Th. Lyon, 1900.

Bourlier. — Rhumatisme tuberculeux. Méningopathies inflammatoires et autres d'origine tuberculeuse. — Th. Lyon, 1902-03.

Brun (de). — Rhumatisme et érythème tuberculeux. *Journal des Praticiens*, 1902.

Cahen. — Un cas d'action inverse du salicylate de soude au cours du rhumatisme articulaire aigu. *Presse médicale,* 15 janvier 1902, n° 57.

Castaigne (J.).— Recherches récentes sur la tuberculose des séreuses. *Revue de la tuberculose.* Paris, 1901.

Chambelliand. — De la fréquence des cardiopathies dans la tuberculose médicale et chirurgicale. Th. Lyon, 1902-03, n° 45.

Charcot. — Leçons cliniques sur les maladies des vieillards. Paris, 1874.

Charrin. — Rhumatisme chronique et infection. Association française pour l'avancement des sciences.

Carac. — Antagonisme de la tuberculose et du rhumatisme aigu. Th. Paris, 1893.

Chauffard. — Rhumatisme articulaire aigu et pseudo-rhumatisme infectieux. *Bulletin médical,* 1894.

Cornil. — Coïncidences pathologiques du rhumatisme articulaire chronique. Mémoires Société de biologie. Paris, 1863.

Cornil. — Sur un cas d'arthrite tuberculeuse. Archives de phys., mars-avril 1870, p. 325.

Courmont et Dor. — Société de biologie, 1900 et 1901.

Coyrard. — Rhumatisme articulaire progressif et tuberculose. Thèse Paris, 1889.

Cubertafon. — Des arthrites tuberculeuses à forme rhumatismale. — Thèse de Paris, 14 mai 1903.

Damascino. — Etiologie de la tuberculose, thèse d'agrégation. Paris, 1872, p. 157.

Danjoy. — De la tuberculose pulmonaire dans ses rapports avec les maladies chroniques. Paris, 1862.

Destot. — Caractères radiographiques comparés de la goutte, du rhumatisme chronique et de la tuberculose. *Lyon Médical*, 19 septembre 1897.

Dor. — Société de médecine de Lyon, février 1900.

Drevet. — Polyarthrite tuberculeuse déformante. Thèse Lyon, 1897.

Duc. — Rhumatisme tuberculeux, hydrocèle essentielle, primitive d'origine tuberculeuse. Thèse Lyon, 1902-03, n° 114.

Durand-Fardel, Pidoux et Hérard. — Rapports de la phtisie pulmonaire avec l'arthritisme, la goutte, le rhumatisme. Annales de la Société hydrologique médicale de Paris, t. X, 1863-64.

Egmann. — Rhumatisme articulaire aigu tuberculeux ou pseudo-rhumatisme infectieux articulaire à marche aiguë d'origine bacillaire. — Thèse Lyon, 1901-1902.

Eloy. — Rhumatisme noueux infantile. *Union médicale*, 1883.

Escluse. — Pleurésie tuberculeuse chez un rhumatisant. Toulouse, 1901.

Estor. — Rhumatisme tuberculeux. *Pédiâtrie pratique*, 15 mai 1903.

Fleischauer. — Acuter gelenkrhumat. mit multiplen miliaren abcesen. *Arch. anat. path.*, Berlin, 1873.

Füller. — On rhumat. gout., etc. Third edition. London, 1870.

L. Gaillard. — Société médicale des Hôpitaux, 31 octobre 1901.

H. Gaillard. — De la polyarthrite aiguë tuberculeuse à allures cliniques rhumat. Thèse Paris, 1902.

Griffon. — Pseudo-rhumatisme tuberculeux primitif. *Presse médicale*, 13 juin 1903.

Kusmaül. — Rhum. artic. acutus mit tub. miliaris. Wurtzb. med. Zuchr. 1864.

Lacaze-Dori. — Rhumatisme chronique chez l'enfant. Th. Paris, 1882.

Landouzy. — Traité de médecine. Brouardel et Gilbert, t. VIII.

Lannelongue. — Complications articulaires chez un lupique traité par la lymphe de Koch. *Bulletin médical*, 1890.

Lapersonne (de). — Arthrites infectieuses. Th. d'agrégation, 1886.

Laveran. — Tuberculose aiguë des synoviales. *Progrès médical*, 1876.

Leudet. — Troubles nerveux périphériques dans le cours des maladies chroniques. Arch. de méd., 1864.

Leredde. — Congrès de médecine. Toulouse, avril 1902.

Lewrowicz. — Le cyto-diagnostic. *Presse médicale*, 17 août 1900.

MAILLAND. — Rhumatisme tuberculeux ou pseudo-rhumatisme infectieux d'origine bacillaire. *Gaz. hebd. de méd. et chir.*, 4 nov. 1900.

MAILLAND. — Du rhumatisme tuberculeux. *Presse médicale*, 14 septembre 1901.

MAYET. — *Lyon Médical*, 1900, page 407. Société nationale de médecine de Lyon, 7 mars 1900.

MARFAN. — Pseudo-rhumatisme infectieux. *Gazette des Hôpitaux*, 1893.

MASSALONGO. — Rapport au 8ᵉ Congrès de la Société italienne de méd. int. *Semaine médicale*, 3 novembre 1897.

MAUCLAIRE. — Les arthrites tuberculeuses d'allure rhumatismale ou rhumatoïdes. *Bulletin médical*, 17 juin 1903.

MERSON. — Du rhumatisme tuberculeux observé récemment dans les sanatoria de Leysin. Th. Lyon, 1902-03, n° 129.

MILLON. — De l'héliothérapie locale dans les tuberculoses articulaires. Thèse Lyon, 1899.

MONCORVO. — Du rhumatisme noueux chez les enfants, traduction Mauriac, Paris, 1880.

ŒTTINGER. — Traité de médecine de Bouchard, 1899. Rhumatisme chronique.

OPPENHEIM. — Société biolog., 1900, p. 183.

PATEL. — Rhumatisme tuberculeux. *Revue de chirurgie*, décembre 1901.

PATEL et HAU. — Rhumatisme tuberculeux. *Gaz. hebd. de méd. et de chir.*, 25 juillet 1901.

PATEL. — Rhumatisme tuberculeux chronique. *Gazette hebdomadaire*, 2 janvier 1902.

PATEL Maurice. — Le rhumatisme articulaire aigu tuberculeux ou pseudo-rhumatisme infectieux à marche aiguë, d'origine bacillaire. *Gazette hebdomadaire*, 2 février 1902.

PATEL. — Rhumatisme tuberculeux chronique. *Gazette hebdomadaire*, 6 avril 1902.

PATEL. — Fréquence du rhum. tub. dans les tub. viscér. et locales. *Gazette hebdomadaire*, 1902.

PATEL. — Rhumatisme articulaire aigu tuberculeux. *Gazette hebdomadaire*, 1902.

POLLOCK. — Prognosis in consumption. Londres, 1865.

PONCET. — Congrès de chirurgie, 1897.

PONCET, DELORE, DOR, MAYET, CADEAC. — Rapports du rhumatisme articulaire aigu et des ostéo-arthrites tuberculeuses. *Lyon médical*, 1900.

Poncet. — Cliniques, 1900-01.

Poncet, Peyrot, Laveran. — Rhumatisme tuberculeux. *Bulletin académie de médecine*, 1901.

Poncet. — Rhumatisme d'origine bacillaire. *Presse médicale*, 24 juillet 1901.

Poncet. — Rhumatisme tuberculeux abarticulaire. *Echo médical*, 1902.

Poncet. — Rhumatisme tuberculeux. *Bulletin médical*, 13 décembre 1902.

Poncet. — *Gazette des Hôpitaux*, 20 janvier 1903.

Poncet. — Tuberculose septicémique, puis rhumatismale, puis spécifique ou classique. *Presse Médicale*, avril 1903.

Pouly. — Rapports de la tuberculose avec le rhumatisme chronique déformant. Thèse Lyon, 1902.

Powell. — Essai sur le pseudo-rhumatisme articulaire dans le cours de la diathèse tuberculeuse. Th. Paris, 1874.

Raynier. — Essai sur les localisations tuberculeuses dans les synoviales tendineuses. Th. Montpellier, 1882.

Ravaut. — Th. Paris, 1902.

Sloïesco. — Du rhumatisme noueux chez les enfants. *Progrès médical*, 1876.

Tessier et Roque. — Rhumatisme chronique. Traité de médecine de Brouardel, 1899.

Thevenot. — Rhumatisme tuberculeux familial. *Médecine moderne*, 1902.

Trebenau. — Fréquence du rhum. dans les tub. visc. et locales. Thèse Lyon, 1902.

Triboulet. — Rhumatisme chronique d'infection. *Revue de médecine*, 1898.

Triboulet, Coyon. — Rhumatisme articulaire aigu et bactériologie, Paris, 1900.

Weill. — Les troubles nerveux chez les tuberculeux. *Revue de médecine*, 1893.

Widal et Le Sourd. — Société médicale des Hôpitaux, 5 juillet 1901.

Widal et Ravaut. — Société de biologie, 30 juin 1900. Congrès de la tuberculose. Londres, août 1901.

www.ingramcontent.com/pod-product-compliance
Ingram Content Group UK Ltd.
Pitfield, Milton Keynes, MK11 3LW, UK
UKHW020030100726
13658UKWH00003B/1220